BECOMING A MEDICAL COORDINATOR

医療
コーディネーター
になろう

水木 麻衣子
日本医療コーディネーター協会理事
金子 稚子
ライフ・ターミナル・ネットワーク代表

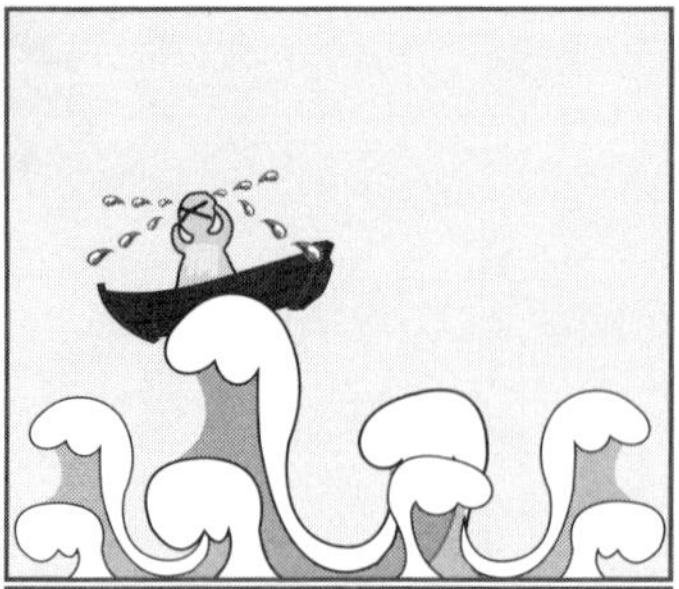

医師から癌と告げられた時
荒れ狂う大海原に
ひとり放り出された気持ちだった。
どうなってしまうのか
死んでしまうんじゃないか
これからの未来が全く見えなくなり
怖くて、悲しくて、苦しかった。

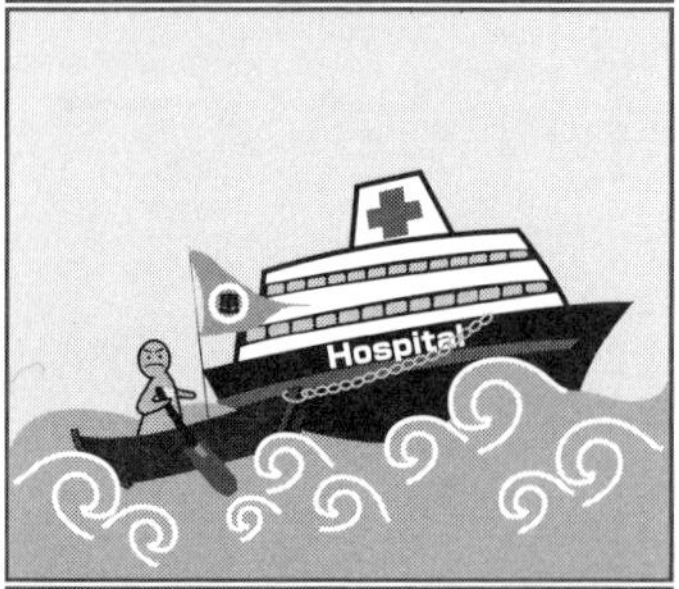

病院に入院し、辛い治療にも
頑張って耐えた。
痛いときや苦しい時は
医者や看護師の人がすぐに来てくれる。
でも時々、不安になったり、疑問に思う
ことがあった。病院の人はいつも忙しそ
うで相談したくともなかなか言えない。

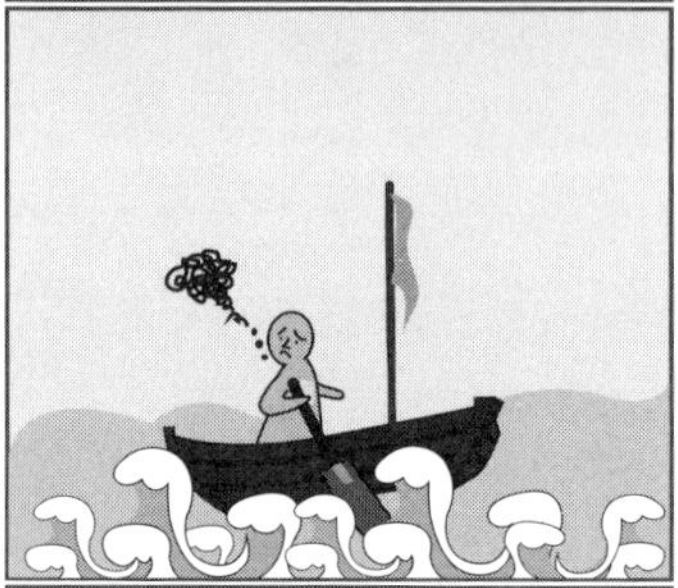

退院おめでとうっていうけれど
まだ治ったわけじゃない。
退院はうれしいけれど、
これから１人になると思うと
ものすごく不安になる。
戻らない体調。通院による治療。
なにかあったらどうしたらいいんだ？

また見知らぬ大海原に逆戻り。
帆のあげ方やオールの使い方は習ったけれど
これからどこに行くのだろう。
潮に流されてあてもなく漂流している気分だ。

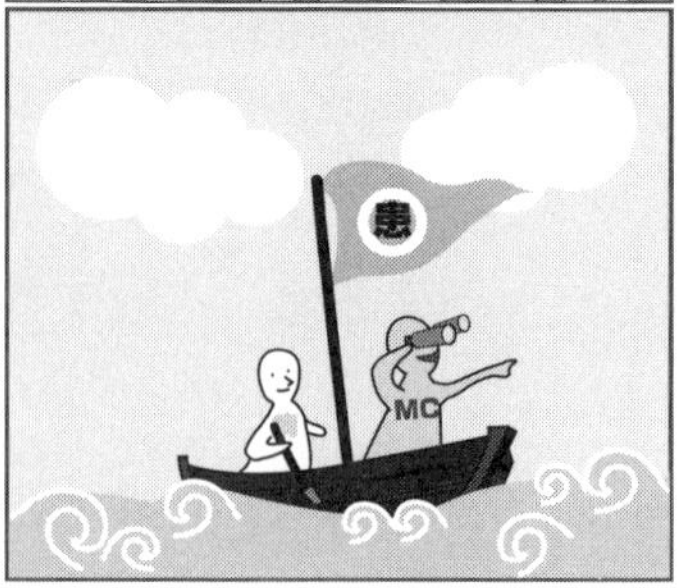

新聞の記事で医療コーディネーター
という存在を知る。
藁をもつかむ思いで相談に行く。

「これだ！」

ぼくが今求めていたパートナーは
ぼくの船に一緒に乗り込み
これから行く未来という方向へ
ともに航海してくれる
この存在だったんだ。

目　次

医療コーディネーター 嵯峨﨑泰子さんとの出会い

第2章　医療コーディネーターというブランド　水木麻衣子

医療コーディネーター養成講座の秘密

【著者略歴】(執筆順)

嵯峨崎泰子（さがさき やすこ）

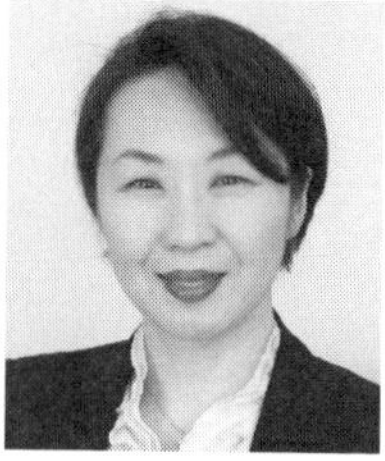

一般社団法人日本医療コーディネーター協会最高顧問、医療法人社団ユメイン野崎クリニック副院長。看護専門学校、日本女子大学卒業。各科臨床看護師を経て医療専門商社勤務。1995 年自身のがん治療をきっかけに、医療コーディネーターとして活動を始める。2003 年に日本医療コーディネーター協会を設立。著書『生命と医療にかける橋』（生活ジャーナル）、『あなたのがん治療本当に大丈夫？』（共著・三省堂）。『命を託す主治医が見つかる』（日本文芸社）ほか。

「師は患者である」・「答えは臨床の中にある」という信念で、日々現場で活動中。

金子稚子（かねこ わかこ）

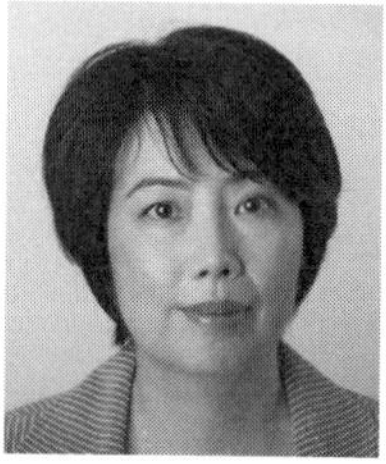

ライフ・ターミナル・ネットワーク代表。夫は、2012 年 10 月に亡くなった流通ジャーナリストの金子哲雄。雑誌・書籍の編集者や広告制作ディレクターとしての経験を生かし、誰もがいつかは必ず迎える「その時」のために、情報提供と心のサポートを行うべく活動中。当事者の話でありながら、単なる体験談にとどまらない終末期から臨終、さらに死後のことまでをも分析的に捉えた冷静な語り口は、医療関係者、宗教関係者からも高い評価を得て、各学会や研修会でも講師として登壇している。著書に『死後のプロデュース』（PHP 新書）、『金子哲雄の妻の生き方―夫を看取った 500 日―』（小学館文庫）。一般社団法人日本医療コーディネーター協会外部顧問、医療法人社団ユメイン野崎クリニック顧問。

ライフ・ターミナル・ネットワーク
（http://www.ltn288.net）

水木麻衣子（みずき まいこ）

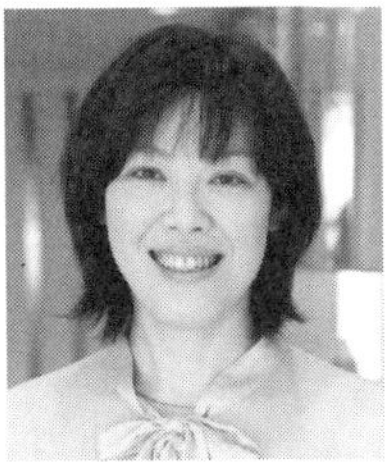

看護師、MPH、日本医療コーディネーター協会理事、東京大学大学院医学系研究科医療安全管理学講座特任研究員。病院医療、在宅医療に看護師として従事する傍ら、「看護の自由度」を求め医療コーディネーターとして活動。「相談支援」「医療コーディネーション」をライフワークとして研究しつつ、行政での苦情相談支援、地域包括ケアの実装支援も行っている。患者と医療者の橋渡しだけでなく、研究と実践、制度と現場の橋渡しを目指して活動中。

医療コーディネーター温故知新

嵯峨﨑　泰子

これは生まれつきの性分。仕方ないかな、冗談抜きの「駆け込み寺」で生まれ育った宿命。困っている人を放置できない。どうにかしてその人が「安心した」といえる状況を創ることが「コーディネーション」だった。繋ぐことは手段。繋ぎ先を見つけることも、今となればネットもあるが、何もない時代では、五感を頼りに行動するしかなかった。

私が医療コーディネーターを名乗る以前の約十年の医療現場経験を外すことはできない。特に伊藤忠商事孫会社での「臨床コーディネーター」経験は大きく影響し、この時代の人間関係は色褪せない。今ではCRC等、医療関連企業で看護師が働くことは普通であるが、四半世紀前のこと、普通の看護師を雇用した会社は勇気があったものだ。私を見つけてくれた三宅川宗紀氏（医療コンサルタント）や元上司の松本晃氏（現カルビー会長）がいなければ「医療コーディネーター」はなかったかも、と思う。

彼らは私を信頼し自由に仕事をさせてくださった。私はインプットされた多種多様な情報を会社の利益になるよう臨床現場目線でアレンジしてアウトプットした。取り扱う商品は、マイクロカテーテル等の治療ディバイスだったが、この頃から、いつもエンドユーザーである患者の視点で物事を考えていた。治療ディバイス業界は、通常医師をエンドユーザーと考えるが、会社で社員教育も兼務していた私は「カテーテルを使用されている患者こそがエンドユーザーで、使用されている患者を意識しない営業は価値がない」と伝え続けた。営業マンを手術室で動けるように教育し、医師の治療記録の詳細を書かせた。それを営業ツールとして使用することで、業績は大きく伸び、他社の追随を許さなかった。私は「変わりモノ」だったと思うが、臨床現場経験を会社の利益に繋げたことは、結果的に評価され、仕事は非常に面白かった。松本氏は、私の結婚式で「女性と外国人を上手く使えない会社は伸びない」とスピーチしてくださったが、今もって重要な視点だと実感している。

その矢先、仕事や私生活の負担が「がん患者」の私を生んだ。潮時だったと思う。「がん患者」視点を得た私は、今まで気付かなかった医療現場の問題を心身に染み渡るほど痛感する。患者になると、それだけで疲弊し、もの言えなくなり、こんなにもコミュニケーションをとり難くなる、と知った。それは、医療者個々の知識、経験、人格等々さまざまなばらつきがあることを患者が認識できないからだ。できるだけ個々の患者に受け容れやすいよう言語化し、伝え、共通理解できたところで、意思決定できるよう調整することが必要だった。結果、その役割が求められ「医療コーディネーター」が生まれた。

何か特別なことをしたわけではない。看護師としてはあまりに当たり前のことだったが、あまりにできていなかった。だから、敢えて臨床に戻り、自分の診療所で再始動した。今でも、日々、外来や在宅、関係各所、個別相談でしていることはこの繰り返し。淡々と当たり前のように。本当にそれだけ。看護師だけでなく、医療に関わるすべての人が、患者や困っている人々に対して行うべき当たり前のこと。

久々にインターネットで「医療コーディネーター」を検索してみた。

私のもとを訪ねてこられた方々、協会の講座を受講された方々の多くが、大活躍をなさっている。喜ばしいことである。しかし、あなたが主体であってはならない。医療コーディネーターは、独占名称ではないが、「支援者」である。

日の当たらない場所で、黙々と汗をかくことに心から喜びを感じられる思いを、できれば今一度感じてほしい。そう感じられる方に、この役割を認識し「医療コーディネーター」と名乗ってほしい。

第1章……（手記）医療コーディネーターに支えられて

金子　稚子

私たちと医療との出会い

私たち夫婦は、医療コーディネーターの嵯峨崎泰子さんとの出会いによって、流通ジャーナリストだった、夫、金子哲雄の命の最後をとても充実した豊かなものにしていただいたと思っています。

本稿では、夫の病気が発覚してから死後に至るまで、夫の横にいながら、私が見聞きしてきたことをご紹介しながら、医療においては部外者であり、患者家族の立場である私が感じたことを僭越ながらお伝えしてみたいと思います。少しでも読者の皆様のご参考になれば、これに勝る喜びはありません。

死に至る病気は唐突にやってきた

夫は、二〇一二年十月二日に亡くなりました。

それよりさかのぼること二年ほど前、夫の咳が長引いていることが、私にはちょっと気になっていました。

「咳がなかなか治まらないよね。病院に行った方がいいよ」
「うん、うん。そうするよ」

こんな会話を繰り返していました。どの家庭でも同じことが行われていると思います。「風邪くらいでは休めない」という夫に対して、どうにかして少しでも休ませようという妻。私たちの間でも同じことが繰り返されていました。

夫は、健康にかなり自信がある方でした。心身ともにタフで、ストレスで身体がまいってしまう、というようなこともありません。仕事で嫌なことがあったとしても(そのほとんども「嫌だ」と感じることはないのですが、それでもあったとしても)、一晩、しかも数時間の睡眠だけで、翌朝にはケロリとしている具合。多少疲れたな、というようなときには、少しだけ早めにベッドに入るか、あるいは朝のんびりするだけで、チャージ完了！　という人でした。

だから、長引くばかりでなく、どんどん酷くなる咳には、かなり心配していました。なぜなら、私自身がそれより数年前、春と秋にアレルギー性と思われる咳で苦しんでいたからです。咳のため眠れず、その睡眠不足が原因で食欲もなくなり、さらに仕事の効率も悪くなる……。そんな悪循環を断つには、ともかくも病院に行き、原因を特定して、しかるべき治療をしてもらうしかありません。

しかしながら、夫は病院に行くものの、いただく薬は一向に効く気配がなく、咳がむしろ酷くなる状態。完全に止むわけではないけれど、薬である程度は咳は治まるということが経験的にわかっている私には、この状態は絶対におかしい。何かあるとしか思えませんでした。

「頼むから、ちゃんとした検査を受けさせてもらって！　絶対におかしいから！」

「そうだね。先生にお願いしてみるよ」

そういうやりとりの末に、夫がようやくクリニックで検査をお願いしたのが、二〇一一年五月の終わり。夫はクリニックの先生とこんなやりとりをしたと、言っていました。

「先生、妻が『どうしても検査しろ！』とうるさいので、やってもらえませんかねぇ」

「顔色もいいし、声にも張りがある。お元気そうですが、たしかに咳は長引いているね。お仕事も忙しいだろうから、過労もあるでしょう。でも奥さんに言われてしまったら、仕方ないよね（笑）。では、胸部CTを撮りましょう。ここでは無理だから、こちらの専門施設に行ってください」

「先生からは、たぶん問題ないと思うけれど、奥さんの心配を消すために、念のために胸部CTを撮ろうと言われたよ」と、帰ってくるなり夫は言っていました。自分でも長引いていて、しかも吐きそうになるくらいの酷い咳にまいっていたはずです。でも先生からの「お元気そうだが、過労もあるでしょう」という言葉に、安心した様子でもありました。

そして、胸部CTを撮影してくださる専門施設でも、年配の先生がこう言っていたよ！　と安心した様子で帰ってきました。

「金子さんが胸部CTですか……。お元気そうですし、何よりも声に張りがある。胸が悪い方は声に元気がないことが多いから、きっと問題はないですよ。安心のために、撮影しましょう！」

夫の「カラ元気」に合わせてくれた医療者の対応

心身ともにタフで、健康に自信のあった夫ですが、その反面、「不調」ということには、たいへんに弱い面もありました。姉弟を病気で亡くしているということも影響していたのかもしれません。病院は、その存在だけで〝怖いところ〟であり、できるだけ行きたくない。市販薬ですら、〝身体に悪いんじゃないか〟と考えているところがありました。

だから、まず「僕は不調にならない！」、そう心に決めているようで、そのせいか、基本的には「いつも健康」な状態に見えていました。実際、自分も身体の調子がひどく悪いなと感じることは少なかったはずです。

そういう人だったからこそ、「胸部ＣＴ」という検査名を聞いただけで、内心は震え上がっていたのかもしれません。また、検査であっても、不安と緊張でドキドキだったのだろうと想像できます。

多くの人の前で話をする機会も多く、ＴＶやラジオの収録や生放送であっても緊張したことのない夫でしたが、病院だけは違っていたのです。

クリニックの先生も専門施設の先生も、患者である夫の様子を正確に見抜いてくださっていたのではないかな、と思います。患者である夫の、いわば「カラ元気」に合わせて緊張をほぐそうとしていただいたことに、当時も今も、私は感謝の気持ちでいっぱいになります。

おそらく誰も予想できなかった病状

そんな先生の対応に勇気づけられ、一緒に行くよという私を振り切って、夫は結果を聞きに、クリニックに一人で出向きました。二人の先生から「お元気そう」と言っていただいていたからです。「問題なし」という検査結果を聞くために、仕事のある私を休ませてまで同席させるのは悪いと思っていたのでしょう。

ところが結果は、「おそらく末期の肺がん」……。

専門施設の先生も、クリニックの先生も、驚かれたのではないでしょうか。見た目と、身体の中で起こっていることのあまりの差に、私たち以上に驚愕されたのではないかと思いました。

しかし、先生はプロです。いつも朗らかなクリニックの先生が非常に真剣な面持ちで、一息に「おそらく末期の肺がんです。紹介状を書きますから、すぐに専門病院に行ってください」とおっしゃったと、夫からは後になってから聞きました。

「専門病院」への期待と失望

期待と覚悟を胸にくぐった専門病院の門

行ったことはありませんでしたが、クリニックから紹介された、日本でもトップクラスの民間専門病院のことを、私たちはよく知っていました。二人とも、一応マスコミ人の端くれです。しかも、自宅からも近い場所にあり、折に触れ、病院の立派な外観を見る機会もたびたびありました。

あの病院に行くのか……。

どんな治療を行うのだろうか。どんな先生と出会い、どんな会話をするのだろうか。私は、そんな気持ちでいました。

自分の夫ががんになってしまった……。数年前に父を胃がんで亡くしていた当時の私にとっては、父のときとは比べ物にならないほどの大きな衝撃を受けながらも、「がんですぐに死ぬことはない」ということは理解していました。正直に言えば、その事実だけにすがって、なんとか冷静さを保っていようとしていたのだと思います。

手術ができるのか。手術ができても、その後に行われるだろう内科的治療の方がずっと本人への負担が大きいこともわかっていました。何よりも、あれほど病院が苦手で、治療に対して負担感の大きな夫に、がんの治療が耐えられるのだろうか、という不安の方が大きかったのかもしれません。

そしてもう一つ。父の経験を経た私自身に、抗がん剤治療への不信感が大きくありました。父をあのような状態にした抗がん剤を、夫にもすることになるのか。夫に父のような状態にはなってほしくない。何よりも、自分の無知から父の意思を支えることができず、抗がん剤を明確に拒否していた父に抗がん剤治療を無理強いさせてしまった、という強い後悔がありました。絶対に、夫を父のようにはしない！　私は心に固く決めていました。

一方で、日本トップクラスの専門病院であること、東京に所在する病院であることに、大きな期待もありました。父のときは、県内でも「ここしか頼るところがない」と言われるような病院にかかっていましたが、いかんせん地方都市です。東京には、あらゆる情報が集まり、国内で考えられる最高の治療を受けることができると信じていました。

末期がんという、いわば〝死という着地〟が近いことが決まってしまったけれど、五年でも十年でも、その着地地点をできる限り遠くに延ばすことはできるはずだ、と思っていました。同時に、東日本大震災直後の混乱したこの時期に、夫のような立場の人間がなぜこんな病気になってしまったのか。そのことにすら、意味があるのではないかとも思いました。

身びいきするのは恥ずかしいことですが、私は夫の才能を信じていました。世の中のために何かをなすべき、ある種の〝選ばれた人間〟であるとすら感じていました。だから、生命の危機にあるような重病を患ったとしても、そのことにすら、大きな意味があると思ったのです。

そして、この専門病院の場所。日本全国から多くの患者を集めるこの病院は、私たちが暮らす家の近くにあります。効率から言っても、治療を受けやすいと思いました。通院にしても、宿泊する必要はむろんなく、健康であれば自転車はおろか歩いても通える距離です。ほかの患者さんと比べても、ずっと恵まれていると思いました。

だからこそ、「なんとかなるのではないか」という期待が、不安の中にも確かにありました。夫と私は、そんな気持ちでこの大きな専門病院の門をくぐったのです。

緊張しながらも、病院内を冷静に観察していた……

病院に入った瞬間、感じたのは、想像以上の喧騒です。多くの患者、家族、病院関係者が入り乱れ、話し、歩いていました。次に感じたのは、明るさです。高い天井は開放感があり、うまく自然光も取り入れられ、1階は広い空間となっていました。初診の受付も、すぐに係員が寄ってきてくれ、丁寧かつわかりやすい対応で迷うことはありません。スムーズに、呼吸器内科の受付に通されました。

受付の職員も、明るすぎず暗すぎずの絶妙な対応。きびきびしすぎたり、逆に明るすぎたりすると、体調が悪かったり気持ちが落ち込んだりしている人間には、きつく感じられることも多いものです。この「どちらでもなさ」に、プロフェッショナルを感じ、さすがトップクラスの専門病院だと思いました。

多くの人が、どんな症状かわかりませんが、ずっとソファに座り、順番を待っています。家族もいますが、この人たちのほとんどが、がんを患っているか、あるいはがんが疑われているのだと思うと、少し怖くなりました。

検査を待つ人と治療をする人、そして入院している人が入り乱れているこの場は、「がん」という病気が真ん中にある。暗く落ち込んでいる様子の人、逆にとても元気に明るく見える人、夫と同世代の患者と思われる男性の手を握りしめて黙って座る女性、車イスに乗った高齢男性は透き通ったような笑顔を見せているのに、顔が険しく引きつったままその高齢男性の車イスを押す息子と思しき男性たち。さまざまな人たちのさまざまな人生が垣間見える気がしました。

夫は私の手を握りしめていました。その手からは、強い緊張が伝わってきます。

「今の病院って、すごいんだね。ＰＨＳを持たされたよ。これだったら、病院内のどこに行っていてもいいんだね。ずっとイスに座り続けさせられるストレスからは解放される」

握りしめた手から感じられる緊張とはまるで違うことを口にしながら、夫は病院内の環境について私に語っていました。

二人で取材に出かけたスーパーやショッピングセンターについて、感想や意見を交わしているときと変わりません。何が見えるのか、どういう人たちが、どんな様子で、何をしているのか。スタッフがどんな風にお客（この場合は患者ですが）に接しているのか、どんな声のトーンで、どんな表情をし、どんなしゃべり方をするのか。そしてそれらは、お客によって対応が変わっているのか。

私が無意識のうちに、周囲を観察し、感じていたことは、夫の取材を手伝うために夫から仕込まれたものです。その夫の会話に合わせて、自分が感じたことも含め、いろいろなことを話していました。

「隣の、たぶんご夫婦……、私たちと同じくらいだけれど、かなり悪そうだね……」

「そうだね。でも、二人で緊張していたらダメだよ」

「奥さんのご心配、すごく共感できるけれど……」

「僕たちは、僕たちのペースで行こう。飲まれたらダメだ」

採血がとてもシステマティックだったとか、これだけ検査数も検査する患者も多ければ、検査する人もマシーンのようになるよ、などという話の合間に、励まし合う会話もしていました。

ペースが狂う電子カルテでも、利点はある

ＰＨＳが鳴り、中の待合室に通されました。そこは、呼吸器内科の患者だけがいるわけではありませんでしたが、あまり人は待っていませんでした。家族と一緒の人だけではなく、一人で静かに待っている人もいました。

名前が呼ばれました。いよいよ診察です。

三十代前半から半ばくらいの先生に対面した直後から、夫はいつものように話し始めました。どんな人と会っても、変わらないコミュニケーション方法です。まず自分

の状態、気持ちを、十分すぎるほどの言葉をもって語り、相手の反応を待ちます。

さまざまな患者がいると思いますが、自分のことをあそこまで事細かに説明できる人もそう多くないと思います。どのような情報が医師にとって必要なのか、私たちにはよくわかりませんが、それでも、本人が話せるだけ話していました。

でも、私にとっては、それは正確な内容ではありませんでした。夫は自分の症状を過小に説明していました。いつもなら、むしろ大げさなくらいに話す人なのですが、大したことのないように説明します。やはり、緊張と、少しでも病状が軽くあってほしいという願いから、そうしていたのだと思います。

だからといって、病状を正確に把握していただかなければ、治療も合わないものとなってしまいます。私は、夫の過小な説明を補足しながら、私が見ていたことも先生にお伝えしました。

先生は、私たちの話を聞きながら、半身の姿勢でパソコンに入力していました。私も近所のクリニックで経験しています。これが、電子カルテというものなのでしょう。父のときもそうでした。手書きのときと違い、先生の入力を待たなければならないため、話が途切れてしまいます。夫や私のような早口でどんどん話を進めてしまう人間にとっては、ペースを乱されてしまうことがたびたびでした。

でも一方で、自分の話した内容を反芻する時間も与えられることになります。言い間違えたことはないか、言い忘れたことはないか、考えることもできました。

その日は、話を聞きながら、先生が検査を指示してくださり、次回の検査と診察予約をして終わることになりました。

不安と緊張でおかしくなりそうに

帰宅後は、心身ともにぐったりとしてしまいました。緊張もありましたが、あの雰囲気にやはり飲まれてしまっていたのかもしれません。夫も同じでした。

生死に関わる重病であるだろうことを指摘されているにもかかわらず、断定はされていない……。この宙ぶらりんの状態には、患者本人も周囲もまいってしまいます。

ほとんどの、というよりすべての患者や患者家族がそうではないでしょうか。正しい診断が必要なのはよくわかっているつもりですが、次回の検査までの時間がとても長く感じられ、また、検査に次ぐ検査で、なかなか診断がつかないことにも、不安と緊張で頭がおかしくなりそうでした。

この頃、家での夫は本当に落ち込んでいました。心身ともにタフだったあの人は、いったいどこに行ってしまったのだろうと思うほどに別人でした。「はっきりしない」という時間が長ければ長いほど、病気にも影響が出てしまうのではないかと、違う心配すらしていたほどです。

しかし、次の検査と診察日は、夫の仕事の都合とすり合わせて決めた日でした。いつもと変わらず仕事を続けることで平静を保とうとしていた夫にとって、検査の時点から仕事と闘病との両立に苦しむことになっていたのです。

この医師は、夫を見ていないのでは……

検査のあれこれが終わり、診察となりました。前回と変わらない医師が、また説明をしてくださいました。この方が、夫の担当医師になるのだろうか……。父のときもそうでしたが、今回もまた、医師から自己紹介はしていただけなかったと思います。ひょっとしたら、お名前くらいは伺っていたのかもしれませんが、担当であることは、前回と同じ医師であるなど、なんとなくの様子で理解しました。

担当医は、検査結果から状態があまりよくないことを伝えてくださいました。でも、まだ診断はつきません。次回の検査と診察の予約を入れることになりました。

夫は、知らないうちに先生の経歴まで調べていました。出身大学まで調べており、しかもその場所や評判まで……。これもまた、夫のいつもながらのコミュニケーション方法です。「あなたのことはよく知っていますよ」ということをお伝えすることで、多くの方がホッとした様子になり、自分の大学や故郷などルーツを知る夫に対して、グッと心の距離を縮めてくださいます。

しかし、担当医は違っていました。一瞬身構え、余計に距離を取ろうとします。私はまずいと思いました。夫のいつもの方法は、この医師には通じない。いやむしろ、状況が悪くなると感じました。夫の会話に割って入り、強引に話を終わらせたことを覚えています。

「○○先生は、僕のことを知らないみたいだね」

帰り道、夫はそうつぶやきました。私もそう感じていましたが、夫を失望させたくはありません。

「専門病院のお医者様だから忙しくてテレビなんて見る暇ないんだよ。まして、哲ちゃんの書く本はビジネス関係だし、畑が違いすぎて視野にも入っていないんじゃない?」

「そうだね。僕もまだまだだなあ」

診察には、事務所のマネージャーも付いてきてくれていました。なぜならスケジュールの調整をその場でしなければならなかったからです。最初の診察から彼は同席してくれ、この日の何時だったら……とか、この予定は動かせる……と、あちこちに電話をかけながら、検査・診察のための日を空けてくれていました。

診断もまだつかないこのタイミングに、夫の病気が世間に明らかになることは絶対に避けなければならない。スポンサーも絡んだ複雑な仕事を、病気だからといってすべてをいきなりゼロにすることはできません。何よりも、どのような結果であろうとも、病気を公表せずに仕事を続けることを、夫は決めていました。会社に所属するサラリーマンと違い、代わりがいない夫特有の事情でした。

そんな、明らかに一般的な患者とは違う状況であったにもかかわらず、担当医はあくまでも冷静な対応をしていました。あえて機械的に、スケジュールを調整し、次回の予約のセッティングと、作業に集中していたのかもしれません。あるいは、医師は常に冷静であるべきだという哲学があるのかもしれません。あえて〝自分〟を消しているように私には感じられました。

検査結果が出てからは、特にその様子が顕著になったように感じられました。パソコン画面を見ながら、状態を丁寧に説明はしてくれるのですが、ただそれだけなのです。夫も私も質問を繰り出し、それに対しても、誠意を持ってお答えしてくれます。でも、〝ただそれだけ〟のように感じられました。

そのうちに私は思いました。この医師は、夫を見ていない……と。決められていると思われる、患者対応マニュアルのようなものに沿うことに集中しているほかは、検査結果に表れている夫の病巣にしか目がいっていないのだと、当時の私は理解しました。

残念ながら、夫もそう感じていたようでした。曲がりなりにも、流通ジャーナリストとして多くの店舗や企業を見てきた人です。患者という立場であっても、一方で冷静な眼でこの病院を観察していました。

「胸にある僕の腫瘍しか見ていないんだね」

さらっと言った夫の言葉に、私は黙ってうなずくことしかできませんでした。

傷つく、医師による〝私たちは〟という主語

いよいよ診断がつきました。結果は、想像以上に悪いものでした。肺カルチノイド。抗がん剤は効かない。放射線治療をやっても意味はない。手術は腫瘍の大きさから言って不可能。そんな内容でした。

つまり、治療については打つ手がない、ということを遠回しに言われた状態でした。夫も私もさまざまな質問をしながら、本当に何もできることがないのかを確認するしかありませんでした。

この段階になると、さすがに私の中に怒りが芽生えてしまいました。医師が夫自身を見てくれていない、ということもさることながら、「私たちは」という主語で語ってくることに、例えようもない距離感を感じていたからです。

当時の私の仕事は、広告制作業でした。企業や学校などが、お客に対して自社の製

品や教育内容を伝えるときに、いかに効果的に伝えていくかを考える仕事です。10年以上この仕事をしてきましたが、最近、私たちの依頼主である企業や学校に対して違和感を持つようになっていました。

それは、仕事の過程で、「私たちは」という主語で語られることが多くなったからです。組織の総意として、「私たちは、こう思う」と表現したいことはよくわかります。そう言う方がよい場合もあるでしょう。でも、細かなことを一つ一つ決めていく仕事の現場では、時として「私たちは」という主語で語られる内容が責任逃れにしか感じられないことがありました。

会社はそうであっても、あなたは、どう思うのか？　何度こう聞いたかわかりません。夫が以前よく言っていたことが、仕事の現場でも頭に浮かびました。

「サラリーマンというのは、企業に守られている。だから、個人名を必ず連呼するんだ。会社ではなく、個人に対して話しかけろ。組織から個人を引きはがして、1対1になるんだ。これがあらゆる交渉の鉄則なんだよ」

流通ジャーナリストとしての顔のほかに、夫は購買促進コンサルタントとして、企業のご相談にのる仕事もしていました。時には、クライアントの代わりに交渉先とやり合うことも……。明らかに立場が上の交渉先に対して、こちらの要望を通していくときなどは特に、この鉄則を忘れてはならないと言っていました。

交渉ではありませんが、1対1となることで、お互いに心を開いたコミュニケーションができる。そこから、マニュアルを超えたやりとりがスタートすると夫は考えていました。だからこそ、相手となる担当医のことも調べ、その懐に飛び込もうとしていたのですが……。

専門病院のガードは本当に固かった、と思います。「死ぬ」という話をしているにもかかわらず、担当医は「私たちは」という主語を変えることはありませんでした。白衣を着ているけれど、この人は伝書鳩だ。怒りのあまり、私はこう思いました。私の仕事では、クライアントに何の提案もせず、不可能なことですらその場で判断せずに、私たちのような制作部門の人間にクライアントの言い分をそのまま伝えてくる人を、皮肉を込めて「伝書鳩」と呼びます。

呼吸器内科だけではない。外科も放射線科も、病理部門も、夫の病状について検討してくれているのは、担当医の話からよくわかっていました。そうしたチーム医療を前提とするからこその、「私たちは」という主語であることもよく理解していたつもりです。

でも……、私たちにとっては、「私たちは」という主語で伝えられることが、非常に厳しく冷たく感じられました。「打つ手がない」ということを知らされるときに、「死にます」と伝えられるときに、名前を持つ個人ではなく、誰でもない「私たちは」という主語で伝えられるのです。

担当医個人に責任が及ばないようにするための配慮だということも、私は理解しているつもりです。しかしながら、それは私たちには逆効果でした。誰だかわからない人に伝えられる内容は、果たして確かなことなのか。信じられないというよりも、なかなかつかなかった診断がついたにもかかわらず、不安と緊張とともに不確かな感覚が残ってしまいました。

そして、「健康な人間」「生きている人間」で構成される社会から排除されたことを、はっきりと理解しました。患者と最前線で対面する医師が語る「私たちは」という主語には、チーム医療ではなく、社会を代表しての意味が含まれているように感じられたのです。

診療科によって違う対応

セカンドオピニオンをとってもいいが、どの先生も同じことを言うはずだと担当医から言われ、院内の緩和ケア科を紹介されました。

「今、目の前で亡くなられても驚かない」と言われても、夫も私も冷静でいられたのはなぜだったのでしょうか。当時の心境をうまく言葉にはできません。でも、少なくとも私は、このまま夫が死んでしまうとは到底考えられないことでした。

おそらく夫も、自分の身体感覚から同じように感じていたと思います。緩和ケア科で担当医と対面したときも、いつもと変わらないコミュニケーション方法で、先生とやりとりを始めました。

「先生、僕、呼吸器内科で打つ手がないと言われてしまいました。でも、全然元気だし、死ぬとは思えないんですよ」

「そうですか。たしかにお元気そうですね」

「いや、でも死んでしまうことは死んでしまうと思うのですが、そのときをできる限り延ばしたいと思うんです。しかも、仕事をしながら。なんとかなりませんかね」

末期と言われた患者の言動ではないかもしれませんが、夫は極めて明るい声で、先生に語っていました。

電子カルテが導入されているため、先生の前にもパソコンが立ち上がっています。でも診療科が違うこともあるのでしょうか。夫の話がパソコンの入力によって遮られるということもなく、緩和ケア科の担当医とは和やかに会話が進んでいきました。

年末近くになると、今度は放射線科の診察を受けることになりました。転移があった膝と腟に痛みを感じるようになったことを緩和ケア科で相談したところ、すぐに放射線科の予約を入れてくださったからです。検査画像を見ながら、放射線科の担当医も懇切丁寧に説明してくださいました。

夫は緩和ケア科の担当医にこう話していました。

「先生、診療科によって、どうしてこんなにも雰囲気が違うんですかね。先生や放射線科の先生とは、ちゃんと〝先生とお話ししている〟という感覚があるのですが、呼吸器内科ではそう感じませんでした」

「ははは（苦笑）。同じ病院であっても、診療科が違うと会社が違うようなものなのですよ」

大きな病院は、同じがんを専門に扱っているのにもかかわらず、こんなものなんだね、と夫と話したことを思い出します。「病院といっても、企業と変わらないんだな〜。組織の持つ体質的なところまで、フツウの企業と変わらないんだね」と、話していました。

医療者の熱意が患者にうまく伝わっていない!?

打つ手がないと言われているにもかかわらず、呼吸器内科の診察を、夫は受け続けていました。そして、病院に行った後は必ず、心身ともに弱ってしまい、寝込むようになっていました。

「もう行くのを止めたら？　何も治療はしていないんだし、薬も出ていない。しかも、行くだけで体調が悪くなるなら、行かない方がましだよ」

何度そう言ったかわかりません。でも夫は、病気になったとはいえ、できたご縁を大切にしたいと考える人でした。心の距離が縮まらない呼吸器内科の担当医と、なんとかもっと仲良くできないだろうかとすら、おそらく考えていたのではないかと思います。

後述する大阪のクリニックでの血管内治療が奏功し、腫瘍が小さくなってからも、

「治療法がない」と言われた都内の専門病院の呼吸器内科に通っていたのです。医師からすれば、嫌味にとられていたかもしれません。でも夫には、そんなつもりはまったくなく、単純に先生と仲良くし、腫瘍が小さくなった、その先の治療法がないかをともに模索してほしかったのだと思います。

国内でもトップクラスの専門病院のことを、悪く書いてしまったかもしれません。でも、私自身は、そして夫も、この病院のことを悪く言うつもりはありません。なぜなら、あそこまで診療科がそろっており、さらに高度な検査機器まで取り揃えた病院はそうないと思うからです。正確に病気を把握するには、より高度な検査と、それに関係する技術が必要です。診断にも技術がいることを、私たちはその後の闘病を通して深く理解することができました。

また、医師と思しき白衣を着た若い人たちが、院内のコンビニでよくお弁当を買っている様子を見かけました。「お医者さんなのに、コンビニのお弁当ばかりじゃあ病気になっちゃうね」と、夫とよく話していましたが、外に食事に出かける時間もなく、診察や治療に粉骨砕身されていることはすぐにわかりました。呼吸器内科の担当医もそうでした。「先生、今日はお疲れですね」と、夫はよく先生に声をかけていました。徹夜明けのような顔をしていることもあり、ハードワークであることは容易に想像できました。

「医者が悪いわけではない」

後に、私たちが大阪の担当医から聞いた言葉です。今、心から思います。本当にそうだ、と。彼らの熱意がうまく患者に伝わっていないだけだと、今の私にはよく理解できます。

事実上、口コミで辿り着いた治療方法

動けない私たちに差し伸べられた手

肺カルチノイド。事実上、打つ手なし。窒息を抑えるために、喉へのステントを入れるべき。そう診断がついたものの、私たちは何も動きませんでした。なぜなら、これまでと体調はおろか何も状態や状況が変わらなかったからです。それでも、近所のクリニックで「おそらく末期の肺がん」と言われた直後から始めた野菜ジュースだけは続けていました。そして、今は多くの書籍が出ていますが、食事療法も。数年前に胃がんで亡くなった父が闘病していたときには、なかったような書籍群です。父が亡くなった後、そうした栄養指導も含めた食事療法の存在を知り、母が残念がっていたことも思い出しました。

自分たちでできることをし、これまで通りに仕事をする生活を続けていたある日、夫のところに、立て続けに二人の先輩から連絡が入りました。

「Nさんが、僕の夢を見たとメールをくれたよ。なんでも夕方のニュースで紹介されていた治療を僕が受け、『Nさん、治りました！』と喜んで電話をしてきた夢を見たんだって。病院の名前は覚えていないけれど、血管をどうにかする治療みたいだから、調べてみろって言われた」

「血管？　血液の病気でもないのに、血管なの？　調べられるかな……。哲ちゃんも調べられる？」

「やってみるよ」

そんな会話をした数日後のことだったと思います。今度は違う先輩から電話がきました。

「Uさんが、病院を紹介してくれるって。今、電話をもらった。でも、カテーテルがどうのこうのって、よくわからないんだよ。食事療法で痩せることができたせいか、体もだいぶラクになってきたから、このまま治りそうな気もしているし、わざわざお忙しいUさんにお時間をいただくのも申し訳ないよね」

「今の哲ちゃんに、できる治療があるの？」

当時の私たちは、すっかり医療に失望していたのだと、今になって思います。夫の先輩が病院を紹介してくださるというのに、なかなか「やってみよう!」という前向きな気持ちになることはできませんでした。

そうこうするうちに、上述のUさんから再度の、それもかなり強く勧める電話が入りました。

「わかちゃん、Uさんがどうしても会いたいって。できたら、わかちゃんも一緒にと言っている。ともかくお会いしようか……」

Uさんは、ビジネスで成功をおさめられている経営者で、夫のいわばメンターです。歳も15歳ほど上で、いつだって冷静沈着。決して特定の何かを強く勧めるような方ではありません。その方が「どうしても」とおっしゃってくださるなんて……。私たちは、すぐにUさんにお会いすることにしました。

初めて聞いた、医師の生身の声

Uさんがいなければ、そして、誰にも話したことのないようなプライバシーを明かしてまで強く勧めてくださらなければ、私たちは大阪のゲートタワーIGTクリニックに辿り着けなかったと思います。

また、驚いたことに、「夢で見たからこの治療法を調べてみろ」と連絡してきてくださったNさんの言う病院も、なんとゲートタワーIGTクリニックだったのです！

この不思議な偶然に、自分たちの前に突然道ができたような、そんな気持ちになったことを覚えています。

Uさんは、子どもの頃から無医村に行って医療に貢献することを夢見て医師を目指していましたが、さまざまなご縁の中で医療とはまったく違う、ビジネスの世界に飛び込んだ方でした。だからでしょうか、ビジネスで成功をおさめながらも、医療への関心は高く、常に情報を収集してこられました。その中で出会ったゲートタワーＩＧＴクリニックの堀信一先生に、夫を診察していただけるよう取りはからってくださったのです。

ゲートタワーＩＧＴクリニックには、Ｕさんもわざわざ付き添ってくださいました。そして、堀先生と、診察室で対面しました。

夫は、いつものように自分の症状とこれまでの病院でのやりとりを、饒舌に説明しました。堀先生は真摯に耳を傾けてくださりながら、電子カルテの画像に目を配っています。そして、夫の方に向き直ると、こうおっしゃいました。

「こんな状態では……。咳、お辛かったでしょう」

その瞬間、夫は声をあげて泣き出しました。なかなか泣き止むことができません。私も、目に涙が浮かんできました。今でも、そのときのことを思い出すと、涙が出てきます。五月末から続いていた緊張が、ぷつんと切れた瞬間だったのだと思います。

私たちは、正確な診断や今後の治療方針よりもまず先に、プロフェッショナルである専門家の医師に寄り添ってほしかっただけなのだと、そのとき理解しました。「私たちは」という主語で語られ続け、がんであればとっくに死んでいるような大きさの腫瘍にだけ目が向けられ、カルチノイドという治療法もはっきりわからないような患者にできることなら関わりたくないと思われていることは、言葉にされなくてもわかっていました。でも、それでも、寄り添ってほしかったのです。「辛かったでしょう」と声をかけてほしかっただけだったのです。

初めて、医師の生身の声を聴いた気がしました。堀先生と夫の心の距離は、夫の努力など必要なしに、最初から短かったのだと思いました。

「自分の責任において僕を受け入れてくれた。それだけで満足だよ」……

「難しい治療ですし、僕の経験でも数例しかないケースですが、やってみましょう！」

その日のうちに、血管内治療の日が決まりました。なかなか診断がつかない、挙げ句治療法がないことだけがわかったというような、これまでの経過とはまるで違います。私たちは驚きました。

「わかちゃん、やっぱり病院も会社経営と同じだよ。組織が大きければ大きいほど、決断が遅くなるし、責任所在も曖昧になる。院長決裁で動くクリニックには機動力があるよ」

「こんなに違うとは思わなかった。リスクの高い哲ちゃんみたいな患者さんを、一発で受け入れてくれるんだもの。病院って、本当に大きさや著名かどうかなんて、関係ないね」

「堀先生が自分の責任において僕を受け入れてくれた。どんな結果になっても、僕はそれだけで満足だよ。本当にありがたい。僕は堀先生を、心から信頼する」

ギリギリの土俵際で土がつきそうになっている患者に、想像もできなかったような手があることを教えてくれたUさん。そして、その手を患者に施し、土俵際でともに戦ってくれるという堀先生に出会えたことで、「なんとか生き抜けるかもしれない」というかすかな希望が芽生えました。

流通ジャーナリストとして夫が評価する病院のポイント

上述したように、夫は流通ジャーナリストです。無意識にも、病院を観察し、ある種の評価をしていました。医療業界とはまったく違う視点だと思いますし、業界からすれば的外れかもしれません。でも、こんなことを言っていました。参考までに、まとめてみたいと思います。

●責任の所在が明確かどうか

どんな病院でも、理事長や院長など、最高責任者の立場にある人はいるはずです。でも、こと治療についてはどうでしょうか。さまざまな部署の人間が力を合わせて一つのことに取り組むのは、ほかの仕事でも変わりません。さまざまな視点からの考えをまとめ、最終的に方針を決めるリーダーがきちんといるかどうか。そして、そのリーダーが誰であるのかが、患者に理解されていることが大切ではないでしょうか。

●医師の人柄が自分と合うかどうか

医師がどんな人かということは、特に重病人にとっては大切なことだと思います。「医師としてこうあるべき」ではなく、その医師がどんな人なのか、そして自分に合うかどうかが重要です。そこに正解はありません。たとえ、病巣しか目に入らない人でも、治療効果よりも患者のＱＯＬを最優先に考える人でも、患者本人が信頼できると感じられればそれでいいと思います。現に知人の父親も、大学病院であることを基準に病院を選び、標準治療を中心としたさまざまながん治療を受け、予後も統計より良い状態が続いています。

●院長（経営者）の理念が隅々まで浸透しているかどうか

比較的多くの病院でそれは感じられますが、病院スタッフがその理念を「深く理解しているかどうか」となると、疑問に感じる病院は少なくありません。マニュアルに沿って、正確に対応している……というだけの病院が意外に多いのではないでしょうか。それは、コンビニエンスストアやファミリーレストランと同様で、「均一なサービスを提供しているだけ」に過ぎません。流通では、効率性合理性を考え、ある意味〝正解〟と考えられている面もありますが、こと病院に関しては、それは当てはまらないのかもしれません。病人という立場から、夫はそこを厳しく見ていました。

●病院内の雰囲気はどうか

清掃が行き届いているかどうかなどの環境面や、看護師さんを含め、病院スタッフの対応は当然ですが、「そこに来ている患者さんがどうか」ということにも、夫の目は向いていました。これは、病院がどうにかできることではないと言われてしまうかもしれませんが、少なくとも、都内の専門病院や大学病院に行くと、その雰囲気だけで、私のような健康な者でも体調不良になってしまうことがありました。病院の規模もあったのかもしれません。一方、ゲートタワーIGTクリニックでは、夫はよく「ここは明るい。患者さんが治る気でいる」と言っていました。明るい患者を集めているのではなく、前向きになれる対応が、この病院ではなされているからではないでしょうか。

ようやく会えた看護師さん

ゲートタワーＩＧＴクリニックでは、あることに気づき、自分で驚いてしまったことがありました。

看護師さんがいる……。

どんな病院にも、看護師さんはいます。でも、都内の専門病院でも大学病院でも、看護師さんの存在を感じることがなかったことに、ゲートタワーＩＧＴクリニックに行って初めて気づきました。

患者のプライバシーを考慮して、医師以外の医療スタッフを患者に必要以上に近づけないようにしていたのかもしれません。医師の横に看護師が立っているだけで、威圧感を感じてしまう患者もいることでしょう。

しかし、上述したように、死が近くにあるような重病を患う患者にとって、そうした〝最小限の接触〟は、まるで社会から隔離されたかのような疎外感を味わう要因にもなり得ます。病原菌に対するときのような、半身の逃げ腰のようにさえ感じられてしまう対応は、自分はもう社会に居場所がないのだと宣告されていることに等しいのかもしれません。

こと夫のような、社会に深くコミットし、経済に関する情報発信を生業としているような人間にとっては、その社会から「不要な人間である」という烙印を押されるのは、死の恐怖以上に耐えられないことだったと思います。最後まで病気を隠し、仕事をし続けることを望んでそれを実行し、周囲がそれを支えたのは、こんなところにも大きな理由があります。

しかしながら、医療施設であることは同じなのに、まったく違う対応をゲートタワーIGTクリニックでは受けることになりました。

「○○さん、初めまして。金子哲雄です。今日からお世話になります！　○○さんが僕を担当してくださるのですか？」

これまでは、正直、取りつく島もない雰囲気の病院ばかりでしたが、ここでは夫のいつもの調子が戻っていました。看護師さんに気さくに話しかけ、饒舌に自分の症状も伝えます。

「こんなに元気なのに、いつ死んでもおかしくないって言われちゃったんですよ～（笑）。こんな患者って、ほかにいらっしゃいますか？」

ゲートタワーIGTクリニックの看護師さんたちは、苦笑しながらも、また夫のペースに巻き込まれながらも、本当に配慮のある対応をしてくださいました。

気づけば、看護師さんのお休みの過ごし方や、どこにどのように買い物に行くのかまで、夫は〝取材〟を完了していました。治療のため、何度か入院を繰り返すうちに、看護師さんお一人お一人の名前はおろか、お住まいのある駅までも把握していたほどです。私が知らないだけで、家族構成などもっと細かなことまで取材していた可能性もあります。

既婚者とはいえ男性から、そのように根掘り葉掘り聞かれると不安になる看護師さんもいたことでしょう。私が同席していて、しかもその方が嫌がっていることがわかったら話に割って入ることもできますが、いないところでそのようなことが行われていたとしたら、本当に申し訳なかったと思います。

しかし、夫はそうすることで、心の距離を縮め、〝その人から〟ケアを受けることを実感したかったのです。誰だかわからない〝組織〟ではなく、名前を持った〝その人〟と関係を結びたい……。どのような職業、どのような立場の人に対しても、変わらなかった夫の姿勢です。医療を受けるという状況にあっても、他意なく、自分なりのやり方で、そのときに自分の前に来た方々と心の通じる関係を結ぼうとしているだけだったのです。

〝その人〟に手当てを受けているという安心感……………

前にも書きましたが、夫は「不調」ということに、大変に弱い人でした。できる限り、病院はおろか薬のお世話にもなりたくないと考える人です。このため、注射一つでも、大変な騒ぎになってしまいました。毎年、健康診断を受けていたのですが、血液検査のために夫が訪れると、夫のために休憩用ベッドが用意されたほどです。これは、夫が金子哲雄だから……というわけではなく、名前が世間に広まる前から、周囲の方にご配慮いただいていたことです。それほど、採血だけでも大騒ぎになっていました。

それほどの〝過敏な〟患者です。鼠けい部からカテーテルを入れたり、会話をしながら治療を行ったりするゲートタワーＩＧＴクリニックには、相当なご面倒をおかけしたことと思います。点滴をする際、腕に針を刺すだけでも大変におびえ、ベテランの看護師さんたちがことごとく「私は自分では注射が結構巧いと思っていたけれど、自信を失いました……」と落ち込んでいました。そのたびに私たちは、「いいえ！こちらがおびえ過ぎですから！」とお答えしていたことも、思い返せば笑い話です。

しかし、名前も住んでいるエリアも通勤経路までよく知っている医療スタッフの方々から受ける手当ては、夫にとって深く安心できるものであったことは間違いありません。自分の注射嫌いを隠す必要もなく、痛いときは痛いと言える安心感は、治療の厳しさを少しでも緩和してくれるものであったと私は思います。

治療技術や声掛けだけではありません。〝その人から〟という個人が前面に立った手当てを受けられたからこそ、夫は闘病に耐えられたのだと私は確信しています。

医療コーディネーター　嵯峨崎泰子さんとの出会い

偶然とはいえ、ベストな病院を紹介された

大阪のゲートタワーＩＧＴクリニックで治療してもらえることが決まったものの、今度は別のリスクが私たちに降り掛かってきました。安全性が高く、ＱＯＬを維持できる治療とはいえ、万が一でも病状が急変する可能性はゼロとは言えません。いえ、「いつ窒息するかわからない」という状態は、依然として変わらないのです。治療は大阪で行ったとしても、ふだんの生活は東京であるため、緊急事態に対応してくださる病院が必要となりました。

ゲートタワーＩＧＴクリニックとしても、遠隔の患者対応には難しいものがありました。特に、夫のように窒息リスクの高い患者の緊急対応には、遠隔であるがゆえに不可能と言わざるを得ない部分もあったと思います。まずは、これまでかかっていた病院に声をかけてみてほしいと言われました。

自宅近くの専門病院に相談しました。そこは打つ手なしとは言われましたが、診断してくださった病院です。治療経過をゲートタワーＩＧＴクリニックと共有してもらえれば、万が一の事態に対応することはできるだろうと思いました。

しかし、私たちが素人であることを痛感することになりました。「大阪で行われる血管内治療に、私たちは責任を負えない」というのが専門病院の見解。緊急事態が血管内治療によるものかどうかなど現時点ではわからないのに、いえ、わからないからこそ受け入れられないということなのでしょう。つまり、対応していただけないということでした。

治療実績に加え、訴訟リスクまで考えれば、負わなくてもいい責任は最初から負うことはありません。いや、負うことができない責任は負わないという選択も、誠実な対応だと思います。私も、自分の仕事ではそうした選択を何度もしてきました。そして、自分の命に関わることながら、夫も「そうだよな〜」と病院に共感していました。ビジネスでは当たり前のことなのに、病院では行われないはずだと考える方がおかしいのです。私自身、自分たちのことだけで精一杯という身勝手さに、はっと気づかされることになりました。

命より病院のリスクヘッジを重視しなければならないという厳しさに、そしてそれを命の危機にある患者に対して行わなければならないという非情さに、私たちは医療ビジネスの難しさを感じていました。またそうした医療を取り巻く環境を、健康な人ならいざ知らず、いったん患者になってしまうと、患者家族も含めて医療を受ける側が到底受け入れられないというような心境になってしまうことに、改めて気づきました。医療が置かれた状況に何の配慮もなく、一方的に医師や病院は責められるだけ……。このことを再確認した私たちはこの後、さまざまな話を医療関係者からうかがう機会を得ることにもなりました。

闘病と平行して仕事も続けているため、拠点はそう簡単には大阪へ移すことはできません。私たちはどうしたらいいか、堀先生に相談することにしました。

「東京に、嵯峨崎さんという人がいるから連絡してみて」

堀先生からそう電話をいただいた直後、夫はすぐに嵯峨崎さんに電話をしたそうです。

「堀先生から『東京に嵯峨崎さんという人がいる』って、ものすごくアバウトなご紹介を受けて焦ったんだけれど、驚かないでよ！　なんと嵯峨崎さんは、ウチの近所の病院の人だったんだよ!!」

夫の興奮した声に、私も興奮しました。なんという幸運！「東京」とひと口に言われても、東京はとても広いところです。それが同じ区内。車でも自宅から10～15分という距離にあるところで、しかも私たちがかつて新婚生活を送ったエリアにある病院でした。万が一の事態が起こったときに緊急に対応していただける病院としては、ベストです。

こうして、私たちは自分たちの住まいと同じ区にある野崎クリニックの診察を受けることになったのです。

目の前の人は何をする人？ 「？」が重なった初診……………

地図がなくても、勝手知ったる……というエリアです。クリニックはすぐにわかりました。しかし、失礼ながら、〝街のお医者さん〟といった風情の病院にちょっと驚きました。

「病院は大きさではないとわかっているけれど、こんなフツウの病院で、大丈夫なのかな……」

正直、こう思いました。

ゲートタワーＩＧＴクリニックは、高層ビルの中にある入院設備が完備された病院です。院内はゆったりと作られており、待合室のソファやテーブルなどは、家で使うものばかり。もちろん診察室は病院そのものでしたが、入院施設部分も含めてまるで人の家のようなくつろげる雰囲気に演出されており、明らかに患者に配慮しているとわかるインテリアでした。見た目で、ほかと違うとはっきりと理解できるクリニックだったのです。

一方、嵯峨崎さんがいるという野崎クリニックは、どこからどう見ても失礼ながら「フッウの病院」。待合室で静かに待つ患者さんたちも、風邪を引いている様子の人や健康診断を受けに来ていると思しき人などで、私がふだんかかっているクリニックとまるで変わりません。

しかし夫は、なんの疑問も不安もなく、待っていました。自分が「心から信頼する」と言った堀先生からご紹介を受けた嵯峨崎さんに、会う前から心を開いている様子でした。

そして……、嵯峨崎さんは女性でした。

まずその点で、私は驚いていました。夫から聞いていたのは、「サガサキさん」というお名前のみ。しかも医者ではないということだけしか知らされていなかったため、何をする人なのか、まったくの予備知識なしでお会いしたのです。正直、夫もよくわかってはいませんでした。

医師ではない嵯峨崎泰子さんとお会いするつもりで出かけたクリニックでしたが、なぜか診察室に通されました。そして今度は、電子カルテを前にした野崎英樹先生と対面することになったのです。

東京での緊急事態の対応のために、嵯峨崎さんとお会いするつもりだったのが、お医者さんの診察を受けている……。私は頭が混乱してきました。しかも、野崎先生も嵯峨崎さんも白衣を着ていません。私たちの前にいる人たちは、何をする人なのか、正直、よくわかりませんでした。

しかし夫は、いつも通り饒舌に自分の病状と診察・診断の経過を説明しています。それに対して、野崎先生もじっくり耳を傾けていました。

話を聞き終わると、野崎先生は嵯峨崎さんに声をかけました。

「○○病院の△△先生に意見を聞いてみたらどうだろう？」

「そうですね。△△先生なら、なんとかしてくださるかもしれません」

「今、つながるかな？　電話をしてみてもらえるかな」

「わかりました」

私はさらに混乱しました。また病院を紹介していただけるのか？　しかも緊急対応用の病院ではなく、肺カルチノイドの治療のための……？

そもそも、野崎先生はいったいどんなポジションなのか？　そして一体、嵯峨崎さんは何をする人なのか？　事務スタッフだとしたら、そういう人が診察に同席しているなんて、私には経験がありませんでした。診察室に入って一緒に診察を受けるほどに、患者に親身になってくれる事務スタッフ？　「？？？？？」がいくつも重なりながらも、野崎先生と嵯峨崎さんの対応に、私たちは身を任せていました。

医療者による〝検討〟とはこういうものなのか……………

ご紹介してくださった△△先生も、ＦＡＸなどでやりとりした夫の胸部ＣＴ画像を見て、残念ながら自分にはできることはないとのお返事でした。

「△△先生で、ダメなのか……。では、◎◎病院の□□先生はどうだろう？」

「先生、□□先生は、呼吸器はちょっと……」

「そうか。じゃあ、違う方向から考えよう」

え……っと（汗）。私は、目の前で繰り広げられるやりとりに、呆然となっていました。そして、その判断の速さに、ゲートタワーIGTクリニックとはまた違う確かなものを感じ始めていました。治療法というのは、こんなにも多岐に渡るものなのか……。医師による〝検討〟とは、こうして行われるものなのか……。

あまりに特殊な病気で、インターネットや関連書籍で探してもまったくといっていいほどたどり着けなかった治療法を、専門家という人たちは、このように検討していくのかと感心しました。「打つ手なし」の判断も、そうした経過を経て下されたものなのだとも、そのときようやく理解しました。そして、一時的でも医療に対して失望していた自分の浅はかさを恥じていました。

一方、夫はこの状況に興奮すらしているようでした。

「ほかにも方法があるのでしょうか。じゃあ、もう少しなんとかなるのかも……！」

「ちょっ……ちょっと待ってください」

思わず私は声を出していました。治療法を検討するにしても、夫にはいつ窒息してもおかしくはないというリスクがあります。治療せずに検討している時間はそんなにないと思っていました。そして、夫の窒息リスクのこと、加えてゲートタワーＩＧＴクリニックでの血管内治療をすでに決めており、こちらには万が一緊急事態に陥ったときの対応をお願いするために来たことを改めて説明しました。

「確かに……。まずは血管内治療にトライしてもいいかもしれませんね」

野崎先生は、あくまでも客観的な立場で、私たちが選択した治療法を評価してくださいました。

「あの……、東京で夫がもしもの事態に陥ったときには、ご対応いただけるのでしょうか……？」

「もちろんです。大丈夫ですよ」

今度は野崎先生と対面する私たちの背後に立っていた嵯峨崎さんが、後ろから声をかけてくださいました。野崎先生はともかくも、嵯峨崎さんが何者であるかは依然わかりませんでしたが、私は診察室内に漂う明るい雰囲気に後押しされ、勇気をもって尋ねてみることにしました。

「それからあの……、ほかにも治療法があるのでしょうか？」

「あると思いますよ～。カルチノイドは、患者の数が少なくて確立した治療法がないだけだから。いろいろ試してみればいい」

野崎先生の言葉を聞いて、唯一これしかないと思われた治療法すら、たくさんある中の一つであるということが改めてわかり、私は、心が少し軽くなりました。

「東京で何かあっても大丈夫ですから、安心して堀先生の治療を受けられたらいいですよ」

嵯峨崎さんも声をかけてくださいました。最初は何がなんだかわからずに始まった診察でしたが、専門家に前後から包んでもらえたような安心感を得て、私たちはホッとして家路についたことを覚えています。

「生きたい」ではなく「死ぬ日を先に延ばしたい」

具体的な治療法にたどり着けませんでしたが、私たちはインターネットや関連書籍を読みあさっていました。そして、がんの治療はＥＢＭである標準治療が基準になっていること、つまりその治療は主に奏功率の統計がベースであると理解していました。

標準治療を否定するわけではありません。しかし、肺カルチノイドというそもそも患者数が少ない病気にかかった段階で、統計をベースにした治療法は果たして私たちには意味があるのだろうか……と思っていたのです。だからこそ、医師による「確立した治療法がないだけ」という言葉に、改めて希望を見いだすことができました。チャレンジすることすらできない、というのではなく、その機会はまだ十分に残されているということに、です。

またもう一つ。専門病院や大学病院に行っていたときには、まだ「死」ということが遠くにありました。「がんになってしまった」という事実を受け止めるまでには、心の準備ができていなかったのかもしれません。

しかし、野崎クリニックに行くようになる頃には、夫も、そして私も、「死ぬことは決まってしまったけれど、でも、人は必ず死ぬ。治療法を模索し、死ぬという日をなるべく先に延ばしたい」という方向に、気持ちが変わっていっていました。「生きたい」「死にたくない」というよりも、「死ぬ日を延ばしたい」という感覚です。もちろん、この感情には波があり、最後まで夫は揺れ動きましたが、それでも、この感覚が、いわゆる「死の受容」ということなのでしょうか。私たちは、病気が発覚してから三カ月というかなり早い段階で、死に対する気持ちを新たにもてていたのだと思います。

この気持ちの切り替わりが一体どの時点にあったのか。今の私には、まだ冷静に振り返ることはできません。記憶も生々しいほど近い過去に自分の父親が胃がんで亡くなっていることで、一種のロールモデルがあったことも大きく影響しているのかもしれませんが、病気が発覚した時点ですでに「末期」「いつ死んでもおかしくない」と言われていたことも大きかったはずです。近くても遠くても、目の前に「目標」を掲げ、それに向かって邁進するのが夫らしい生き方です。「死という目標」を掲げるまでに少し時間がかかったものの、その目標に向けて、その到達点や過程をより充実したものにしようとしていたのかもしれません。

血管内治療で胸の腫瘍は小さくなったが……

ゲートタワーIGTクリニックでの血管内治療は、夫にはとても合ったものでした。治療事例は少ないものの、「やってみましょう」と先生がトライしてくださった結果、うまくいった、というわけです。夫は、このことに対しても「堀先生は、リスクを冒して挑戦してくれた」と、とても感謝していました。

八月に第一回目を行い、それからほぼ毎月一回の手術治療を重ねて、十二月には、九センチの腫瘍が約三センチまで小さくなっていました。

これで「いつ窒息してもおかしくはない」というリスクは、とりあえずのところ回避されたわけですが、ゲートタワーＩＧＴクリニックの堀先生からは、ともかくも肺炎には十分注意するようにと言われていました。ところが、胸の腫瘍のリスクが小さくなったからでしょうか。この頃になると、夫は、最初から指摘されていたものの、意識の外にあり自覚症状があまりなかった腰や脛の骨への転移部分が痛いと言い出しました。

ゲートタワーＩＧＴクリニックの堀先生に相談し、さまざまな治療法を検討した結果、夫は自由診療で強度変調放射線治療を受けることにしました。痛みからできる限り早く解放されたい。仕事になるべく支障の出ないようにしたいとの思いからです。そして、定期的にゾメタを投与することになりました。

八月に受診して以来、数カ月ぶりに野崎クリニックに行くことになりました。すっかり安心している夫は、「点滴だけだから」と一人で行くと言います。

「だって、近所のお医者さんなんだよ？　点滴は少し怖いけど、行ってくるよ！」

バス一本で家に帰れる距離の野崎クリニックには、まるでちょっとした風邪を診てもらいに行く様子で、夫は気軽に通い続けていました。

痛い痛いと言っていた骨の痛みも、強度変調放射線治療でピタッと治まり、さらにゾメタも「骨を固めてくれるんだって」と、夫にしては驚くほど前向きに定期的な投薬を受け止めていました。

しかしながら、繰り返している通り、夫は「不調」に非常に弱い人です。痛みにかなりまいっていたほか、治療と仕事との両立に疲れ始めてもいました。年が明けた頃から、身体の不調というより精神状態が不安定になってきていることが、私にはかなり気がかりでした。

夫の様子をこれまで以上に注意深く見守り、何か話したい様子のときは、深夜であろうが早朝であろうが、話に耳を傾けました。それでも、あれほど饒舌だった夫が、うまく自分のことを話すことができないようです。でもだからといって、質問を重ねることは避けました。夫が必要以上に話したいわけではないことが、少ない言葉やその様子から伝わってきたからです。

「私でよろしければ、伴走しましょう！」

夫は当然のこと、私にとっても精神的に厳しい時間でした。年明けから約三カ月間、夫は治療と仕事との両立に没頭し、私はともかく自分だけでも平静かつ冷静でいるようにと律しながら、同時に一年のうちで最も忙しい時期を迎えた仕事をなんとかこなす日々を送っていました。

四月に入りました。夫から「嵯峨崎さんから嬉しいメールをもらったよ！　僕に伴走してくれるって！」と、久しぶりに明るい声を聞くことができました。そして、「転送するから、わかちゃんも読んでね」と、すぐにメールが送られてきました。

そのメールは、今でも大切に保存しています。メールの様子から、嵯峨崎さんと夫がこれまでにいろいろな話をしていることがわかりました。

夫の「〇〇先生から自分の身体の現状について厳しいお話をうかがい、少々落ち込んでおりました」という程度のさらっとした報告メールに対して、嵯峨崎さんからは、お釈迦様の話を例に挙げた、でも押し付けがましいところは一切ない、温かい励ましのメールが送られてきていたのです。そこに、「私でよろしければ、伴走しましょう!」と書かれていました。

心からホッとしました。夫の孤独に寄り添いきれない自分を責めながらも、どうしたらいいのだろう? と一人悩んでいたのですが、私の知らないところで、夫を強力に支えてくれている人がいたことを、私はこのとき初めて知ることになったのです。そのメールの文面からは、温かく〝分厚い〟人間性がうかがえました。

美しい言葉で飾り、優しさを演出できる人は数多くいます。でも、私は、曲がりなりにも20年以上、プロの編集者として文章に接してきています。医療者ほどではありませんが、数多くのさまざまな方とも交流しています。その文面から、その人となりを感じ取ることは、そう難しいことではありません。

嵯峨崎さんは、薄っぺらいところのまったくない、包容力のある人物だと、そのメールではっきりと感じることができました。そして同時に、これが「医療コーディネーター」という人たちなんだ！ と、ようやくわかったのです。

投薬治療で〝心〟を支えてもらう

仕事の佳境も過ぎ、私の環境はだいぶ落ち着いてきました。そして、夫の投薬治療に付き添う機会も増えていきました。

前述したように、野崎クリニックはフツウの「街のお医者さん」です。名前も顔もある程度は知られており（夫はテレビや雑誌に出ているときとふだんのときとで、まったく雰囲気が変わらない人でした）、さらに病気を隠しているという事情もあって、待合室でほかの患者さんと同じように待つのは、しかもその回数があまりにも多いのは、ちょっとマズいのではないかな……と思っていました。

野崎クリニックでは、そうした夫の事情にも配慮してくださり、夫はクリニックの裏口から点滴室に出入りさせてもらっていました。正面から病院に入ろうとしている私を尻目に、さっさと裏口に回り、勝手知ったる様子で「こんにちは〜」と中に入っていきます。想像はしていましたが、看護師さんはもちろん事務スタッフの皆さんとも、夫らしい心を開いた関係ができ上がっていて、皆さんは「あ、今日でしたね〜」「この前のTV、見ましたよ！」と口々に気さくに声をかけてくださっていました。

どんなによい関係ができあがっていても、治療はきちんと行われます。針が苦手な夫はその都度騒ぎながらも、静かに点滴を受けていました。

「あ、ごめんなさい。今日はうまく入らないようね」

「じゃあ、こっちの腕でやっちゃってください！　僕は大丈夫ですから！」

針に慣れることはなく、その都度痛がるものの、治療へ前向きでいられたのは、気心の知れたスタッフに医療を受けていたからだと思います。夫にとっては、治療内容に加えて、名前も生活もある〝その人〟から治療を受けることが何よりも大事でした。

「あ〜、うまく入らないわね。ごめんなさい……。あ、先生、お願いしますよ！」

「ん？　自慢じゃないけれど、僕は案外巧いからね〜」

「おお、やっぱり先生はお上手ですね！　いつもより痛さを少なく感じました！」

点滴一つでもたくさんの会話があり、クリニックの皆さんが夫の精神的苦痛を少しでも和らげてくださろうとしているのがわかります。点滴中でも、嵯峨崎さんが声をかけてくださっていたり、時には治療の終えた野崎先生と世間話をしたりしていました。

野崎先生や嵯峨崎さんと夫との間には、深刻な病があり治療がありました。でも、それはそれとして、温かな人と人との交流があり、夫はこの方々に心を支えていただいているのだということを痛感しました。

夫を苦しめていたのは、「スピリチュアルペイン」というものだったのだと思います。身動きが取れないほど厳しく冷たく夫を包んでいた夫自身の孤独は、新しく始まった投薬治療を通して、そして野崎先生や医療コーディネーターである嵯峨崎さんとの交流を通して、少しずつ癒されていったのだと思います。

“普通のおつきあい”の中に、医療がある

「伴走しましょう！」というメールを頂戴してから、私の嵯峨崎さんへの気持ちも大きく変わっていきました。

「何してるの？」

「ん？　嵯峨崎さんへ返信してる。さっきの僕のＶＴＲ、見てくれたんだって！」

嵯峨崎さんは、頻繁に夫にメールをくださっているようでした。夫がこの番組に出ると知らせれば、必ずその番組をチェック。すかさず感想を送ってくださいます。ほかの業務やプライベートな時間もあり相当にお忙しいはずなのに、おそらくかなり無理をしてくださっていたのではないかと思います。

夫にとって、テレビや雑誌の中にしかいない「病気ではない自分」を確認することは、文字通り心の支えだったと思います。死ぬ間際、「仕事を辞めたら、僕は死んで

しまうと思っていた」と言っていました。「自分は社会からまだ排除されていない」「まだ社会から求められている」と確認する行為は、闘病との両立で苦しかったとしても、夫にとっては必須のことだったと、今なら理解できます。

夫の死後、私は「スピリチュアルペイン」について、自分なりの解釈ができたと思っています。私たちの場合、死の恐怖やこの世とのお別れにまつわる痛みについては、前述の通り、かなり早い段階で受け止めることができていました。気持ちが揺れ動くにしても、「死んでしまうんだなぁ」と夫はしみじみ言い、死後のさまざまなことを話し合っていられたほどです。

しかし、夫を苦しめたのは、死に対する痛みというよりも、「社会から排除されること」「孤独の痛み」だったのだと思います。健康な人なら誰でもすることですが、病人がいれば、その人を労ったり励ましたりするでしょう。でもそれは、本人からしてみれば「病人というレッテル」を貼られ、勝手に「健康な人で成り立つ社会から隔離されたカテゴリー」に入れられてしまうことに感じられるようです。

私たちが野崎クリニックで受けた医療や、夫と嵯峨﨑さんとのやりとりから感じたことは、そうしたレッテルの一切ない、同じ社会にいる仲間として〝普通に〟接していただけることのありがたさでした。〝普通のおつきあい〟の中に医療があるという感じです。普通におつきあいしている方が、たまたまお医者さんだったり医療コーディネーターだったりするだけだという感覚が、夫にも私にも確かにありました。

まるで友達の家に行くように、気軽な気持ちでクリニックに通っていたのです。実は夫は、自宅に招くことは好みましたが、人の家を訪ねることは苦手でした。だからこそ、しかも苦手な病院であるにもかかわらず、前向きに通い続けられたことに、私は心からありがたいと思うのです。この雰囲気を作っていただいたことに、野崎クリニックの皆様に私は深く深く感謝しています。

こんな交流から、私はこれまで誰にも言えなかった問題を、この人たちになら話しても大丈夫だと確信するに至りました。ここでは詳細は省きますが、夫には誰にも言えない悩みがありました。この悩みを第三者に言うだけでも、きっと夫は楽になれると私は思っていました。

そして、嵯峨崎さんを、精神的にも弱っていった夫を心底支えてくださる方、夫の抱える孤独の痛みを受け止められる方だと、冷静に判断させていただいたのです。そして、まず私から事情を説明することにしました。

〝情緒的でありながら科学的〟な存在

嵯峨崎さんに事情を初めてお話ししたとき、私は言葉にできないような安らぎを感じました。問題が解決したわけではありません。第三者に、しかも専門家に話をすることで、私自身がぐっと楽になりました。それまでも、友人や先輩など、抱える問題を相談してきたことはあります。でも、これまでの人たちとは次元の違う安心感でした。

この違いは何なのだろうと思ったとき、私はやはり「医療コーディネーター」という専門家である嵯峨崎さんに話を聞いてもらっているからだと理解しました。夫や私の友人・知人ではなく、利害関係のないまったくの他人……。しかし、嵯峨崎さんは温かく分厚い人柄の専門家です。例えようのない安定感のある話の聞き方でありながら、でも私との間にはきちんとした距離は保たれている。まさに、文字通りのプロフェッショナルだと感じました。

友人・知人の場合は、全面的に共感しながら話を聞いてくれます。話すだけでホッとできたことも、一度や二度ではありません。時には、泣くこともできないほどに心がこわばっている夫や私の代わりに涙を流してくれた人もいます。あるいは、「こうあるべき」と、私たちを諭そうとしてくれる方もいました。

しかし、私たちが抱える問題は、そうしたことでは到底解決できないことを、医療に携わる嵯峨崎さんは、静かに説明してくださいました。

「話を聞いてもらえるだけでもラクになるって言うから」

「そういう場合は、こうすべきだよ」

こういう反応とはまったく違う次元のコミュニケーションだったのです。

友人・知人の存在は、私たちにとってはとても重要なものでした。しかしそれは、近しい関係だからこその〝情緒的すぎる〟反応だったと思います。優しさも厳しさも、私たちのことを心底思ってくれてのことです。私たちを癒してくれ、奮い立たせてもくれたものでした。でも同時に、命に関わるほどの状況になると、それだけでは到底足りない部分があったことも事実でした。

嵯峨崎さんの話ぶりは、〝情緒的でありながら科学的〟なものでした。状況を医学的な立場から説明してくださっているのですが、その声はあくまで優しく柔らかく、私たちの立場や思いを十分に慮ってのものであることが伝わってきます。

専門家とはこういうものなんだ！　と私は感動しました。以前、同じように感じたことがあります。それは、仕事で生じたトラブルを弁護士に相談したときのこと。弁護士は、複雑な話を相づちを打ちながら、かつ話の腰を折るようなこともせず最後まで聞き、すぐに法律的な観点を加えながら整理してくれました。さらに、私の話を聞き始めた瞬間から、そのクールな対応と声のトーンとはまったく裏腹に、１００％私たちの味方である！　とわかる雰囲気を醸し出し、話が終わった暁には、すかさず対策を考え始めてくれたのです。

嵯峨崎さんの場合は、弁護士のときとはまた違うものでした。温かく優しい声をかけてくださるのですが、話される内容は、考えられる原因を説明したうえで、私たちの置かれた状況をまったく別の視点から「こうだ」と示すものでした。温かくほっとできる対応と声のトーンではあるのですが、「こうすべきだ」といった指示があるわけではありません。一定の、しかも絶妙な距離感を保ちながら、私たちが「こうする」と意思を固めることの大切さを示唆してくださるものでした。

「寄り添い」の意味や深さを知ることに

私は理解しました。これが本物の「寄り添い」なんだと。相手の気持ちに共感し、「こうすべきだ」という具体的な対策を提示したり、手当てやお世話をするだけ、ということではないのです。まして、その人の代弁者になるわけでもありません。

専門家として、その人の側に立ち、同じ方向を見つめる……という姿勢を感じました。その人自身に成り代わるわけでもありません。あくまでも〝専門家として〟、その人が見つめているものを横で共に見て、そして〝専門家として〟見えているものを分析し、伝えてくださるのです。

行動するのは、ほかでもないその人自身。違う視点からの見方を提示してもらい、自分で判断して「こうする」と意思を決めるのです。でもこれは、健康であってもなかなか難しいことも多いのに、命がかかっている状況下、非常に厳しいものがありました。しかし、生きるのも死ぬのも、患者自身なのです。いくら専門家といえども、医療者が代われるものではありません。

自分の命をどうしたいのかということは、人に残された最後の望み、いや、見方を変えれば人にとっての唯一の望み、なのかもしれません。嵯峨﨑さんからは、患者の意思に対する、優しくも厳しい姿勢と、そして深い敬意を感じました。

自分一人だけでは到底見えなかったものが提示され、加えて、そっと優しく背中を押してもらえる……。寄り添いの意味や深さを知り、素直にすごいと思いました。そして、私たちは恵まれていると心から安心し、意思を固めていく勇気をもらったような気持ちになりました。

徹底的に取っていただいた〝絶妙な距離感〟

夫と嵯峨﨑さんとの間に、どのような会話があったのか……。実は私はよくわかりません。嵯峨﨑さんからは、具体的な話はほとんどうかがいませんでした。この点においても、私はそのプロフェッショナルな姿勢に心から尊敬の念を抱きました。患者のプライバシーということ、〝患者本人が〟自分の意思を固める過程というものを、おそらく何より重視してくださっていたのではないかと思うのです。

しかしながら、夫との会話や様子から、夫が嵯峨﨑さんを非常に信頼していること、十二分に励ましていただいていることは、特に嵯峨﨑さんに確認するまでもなく、よくわかっていました。

その場にいるのに、でも近づきすぎない。かといって孤独を感じてしまうような遠さでもない。その絶妙な距離感を、揺れ動く夫の心に合わせて、徹底的に取ってくださっているのだと私は理解しました。

夫は、優しく気働きが利いてタフな人ですが、頭の回転が速すぎてアーティスティックな部分もあり、正直、付き合うのが難しいと感じる人も少なくなかったと思います。加えて、疲れて一人になりたいとき、不安でどうしようもないとき、さらには病状の変化もあります。しかし、嵯峨崎さんは、そんなコロコロ変わる夫の体調や精神状態に合わせて細かく対応を変えてくださっていたと思います。

このフレキシブルな対応も、夫には非常にありがたいことでした。枠にはめられてしまうことを何よりも嫌った夫は、変化を重視した人でもあります。動きの速い流通をテーマにしたことや、情報という形のない流れるものを人様に提案することを仕事としたことも、そうした理由からです。

固定化されたサービスや考え方をとても残念に感じる人であったため、臨機応変な対応を相手に求めることもしばしばでした。まして、体調が悪く、命のリミットも視野に入ってきたとき、「こうあるべき」という枠にはめられてしまっていたら、病気に加えて新たな苦しみが加わっていたかもしれません。

加えて、嵯峨崎さんをはじめとする、夫に関わってくださった医療者の皆さんは、私に対しても十分に配慮してくださいました。〝絶妙な距離感〟は私に対しても発揮されていたのです。私は余計な苦しさを感じることはありませんでした。声かけに始まり、時には、私が買い物に行っている間、夫に付き添っていてくださったこともあります。また、嵯峨崎さんは私ともメールのやりとりをしてくださいました。夫の様子に対する不安をすぐに払拭してくださるなど、私の精神面へのフォローも十分にしていただいたと感謝しています。

その人の人生の質を最後に担保できる人

七月半ば過ぎに発覚した肺炎がなかなか治らず、ようやく良くなってきた八月下旬、夫は事実上の危篤状態に陥りました。当時手がけていた新書の最後の校正を編集部に送った翌日のことです。「この本が最後になるかもしれない」と、夫は言っていました。

深い達成感は得られましたが、まさに精も魂も尽き果てた……という状態だったのかもしれません。

ところが、医学的には説明がつかない状態ではあるものの、夫はそこから復調しました。

「先生、僕はもう明後日くらいに死にますから」

「う～ん、でも、往診するたびに元気になっているよなあ」

冗談のようなやりとりを野崎先生と毎回繰り返していました。

「時々、目の前にいる金子君は一体何者なのだろう？　亡霊かしら？　と思ってしまうことがあるのよ」

「ははははは」

嵯峨崎さんとこんな会話をしたこともあります。私には医学的知識はありません。「医学的に説明がつかない」と言われても、目の前にいる夫、しかも日に日に元気になっているように見える夫が現実であり、苦笑いでも一緒に笑うしかありませんでした。夫は今、それほど不思議な状態なのか……と。

「医学的に説明がつかなくてもなんでも、時として、人間にはこういうことが起こる」野崎先生は、夫の状態をそのまま受け止めてくださっているようでした。私はそこに、先生の命に対する謙虚な姿勢を感じて感動するとともに、心からありがたいと思いました。

医師とは、医療に関わる人のトップにあり、その患者の治療をマネジメントしていく立場の人だと私は理解しています。その人が「今起こっていることの原因はわからないが、でもこうして生きているのだから」と言ってくださったことに、大きく心を揺さぶられました。そこに、「今目の前にいるこの人に向き合うだけだ」という真摯な姿勢を感じ、また、「たとえ医療が届かなくても、命にはそれ以上の力がある」という命に対する信頼の念と謙虚さも感じて、素直に心から感動したのです。

危篤状態から復調した約四十日後、夫は亡くなりました。病気を隠しながら仕事を続け、病状の変化によってできないことが少しずつ増えていったものの、最後まで普通に仕事をさせていただくことができました。通常の仕事に加えて、危篤後に決意した本の執筆を完遂することもできました。「こうしたい」という夫の意思をほぼ百パーセント実現できたのは、紛れもなく、心身両面に渡る医療の支えがあってのことです。

「本当に本当に最高のエンディングでした。ありがとうございました！」

亡くなる四時間ほど前、野崎先生に大きな声でお礼を伝えられたとき、夫は心から満たされていたと思います。その死に顔が、自分の人生がどうであったのか、そしてどういう気持ちでこの世を去ったのか、すべてを物語っていたからです。

「人生は長さではなく、質だ」。よく言われることですが、夫の死を経て、私にはそれが真実であると腑に落ちました。そして、死に際にある人であっても、残る者に大きなものを渡すことができるということを確信しました。夫は私に、お金には換えられないとても大きなものを引き継がせてくれ、それを支えに、私は後半生を生き抜くことができると思っています。

医療に関わる人は、その人の人生の質を最後に担保できる人なのかもしれません。死が視野に入ってきたとき、自分の命をどうしたいのかという患者本人の意思を正確に捉え、実現するのは、患者はもちろん家族だけでもできないことだからです。

このとき、医療コーディネーターが大きな役割を担うことは、私の経験からも確かだと思います。重い病気や治療を間にしても、患者本人や家族と〝普通のおつきあい〟ができるのは、人生の経験を積んだ専門家にしかできないことではないでしょうか。そして〝情緒的でありながら科学的〟な存在は、死という土俵際に追いつめられているからこそ、最も頼りになるものです。

今、医療業界にはさまざまな課題があり、周囲よりとかくバッシングされやすい環境にあることを、私は心から残念に思います。医療に関わる人たちが、どんな思いで患者に対しているのか、もっと良い環境を提供するためにどれだけの努力と挑戦を行っているのか、私は闘病する夫に並走しながら見続け、知っているからです。そして夫が亡くなった今も、医療業界のことを、私なりの見方で見守り続けています。

医療がよりよい形になっていくには、何よりも患者自身が変わること、そして、医療と患者をつなぐ人の存在が鍵を握ると思います。私自身は、私の立場から、少しでもそのお手伝いができたら……と考えています。それが、夫から託され、引き継いだものの一つだと思うからです。

第2章……医療コーディネーターというブランド

水木 麻衣子

はじめに

患者の話をよく聴き、理解し共感ができる看護師はたくさんいます。しかし、患者や家族に心の底から信頼され、その患者・家族の希望を叶えるために行動できる看護師はそう多くはいません。患者に「この人に会えてよかった」とか、「この人に会えたから病気になったことも悪いことばかりではなかった」と言われるほどの圧倒的な魅力を放っているのが、日本医療コーディネーター協会最高顧問の嵯峨崎泰子です。嵯峨崎は病院の中で業務の間だけ看護をする看護師ではありません。助けを求めてやってきた人をいつでも受け止め、どんなときも見離さず、一緒に考え、見守り続けます。いったん、嵯峨崎のケアを受けると、患者・家族は生きる力を取り戻し、再び自分自身の人生を歩み始めます。彼女は、その人がその人らしく生きることを支援し見守り続けることができる「理想の看護師」なのです。嵯峨崎は「患者さん一人一人が私の分厚い教科書」と言います。今までかかわってきた多くの患者・家族、遺族、医療者に二十四時間三六五日自分の携帯電話を開放し、つながり続けています。いつでも最終的な受け皿となる用意をしながら。

本書は「医療コーディネーター」になりたい方、医療コーディネーションサービスを受けたい方向けに、「医療コーディネーター」とは何か、をまとめた本です。医療コーディネーターの原型は嵯峨崎泰子です。彼女の実像を掘り下げながら医療コーディネーターに大切な要素を取り出すことに挑戦しました。そして、医療コーディネーションに関心のある方がその要素を参考にしながら、自分自身の「医療コーディネーター像」を作り上げてもらうために書きました。全員が嵯峨崎泰子になる必要はありません。一人でも多くの人が、自分らしい医療コーディネーターになって、自分ができる範囲で患者・家族が自分の人生を生き切ることを一生懸命支援できるようになってほしい、そう願っています。医療コーディネーターという名称は、患者・家族の希望を聴き、その希望をかなえる方策を一緒に考えてくれる人の証。意思決定支援のプロであることの証でもあります。何か困ったことがあったときには、医療コーディネーターを訪ねてみてください。その人はきっと一緒に悩み考えてくれます。その存在に多くの患者・家族が「出会えてよかった」と思ってくれることと思います。

医療コーディネーターの要素を掘り下げる前に、私と日本医療コーディネーター協会との出会いを書いてみます。その出会いは、医療コーディネーターの養成講座三期の案内を偶然みかけたことから始まります。私は看護師になる前は、元参議院議員堂本暁子の秘書をしていました。政策や制度を作る政治の場で感じたことは、制度には隙間があり、その隙間に落ちた人に手を差し伸べる人が必要なのではないか、ということでした。自分の手足を人のために使える人になりたい、と思い看護師になることにしました。

実際に看護の世界に入ってびっくりしたことは三つあります。一つは、看護教育では医学知識をほとんど学ばないということ。二つ目は看護師になって臨床に出ても医師から患者の状態について指導を受けることはなく、看護独自の体系で仕事をしなければならないということ。三つ目は、病院には人間関係調整の機能がないため不具合が多く発生しているということです。そのどれもが、私には「不自然」なものでした。患者は医療を受けに来ているのであって、「医学」や「看護」を受けに来ているわけではありません。私の体験した医療は、同じ場所で働いているだけで、共通の目標に向かっているというよりは、陣地争いをしているように感じたものです。

もちろん、医師や看護師やさまざまな専門職が、それぞれの体系で情報を収集し、評価し、専門用語で表現し、サービスを提供することは素晴らしい形です。しかし、それは調整機能が働いていればの話。私が病院で見たのは、専門職間の調整が乏しく、情報の取りこぼしがあり、重複があり、無駄があり、重要度がわからない並列の情報が並べられている、という情景でした。各専門職が思考を共有、情報を共有して物事が決まるのではなく、集団の力学が一番ものをいうような世界。そんな中、自分が調整役の役割をとると、自分の負荷が高くなるだけでなく、集団の画一性を乱す行為として注意や牽制が入ってきたのでした。私は、調整せずに見て見ぬふりをすることも辛く、かといって、一人足並みを乱すこともはばかられるという葛藤を、医療現場に出て早々に体験することになりました。しかし、看護の役割には関係調整という役割があるはず、という思いが捨てられずにいた私は、看護の自由度を発揮したいと思い、医療コーディネーターという役割にたどり着きました。

そこから約十年、医療コーディネーターとは何かを探求しながら「自分らしい医療コーディネーター」を模索し続けました。その間、嵯峨崎泰子の患者とのかかわり方から学んだこと、医療コーディネーター養成講座の変遷を描き出すことによって、医療コーディネーターの世界をお伝えできればと思います。

困っていることが伝わらない——患者の困りごとが不満として伝わる医療現場

医療コーディネーターの立場で、患者と病院の関係を見た率直な感想は「皆一生懸命なのに疲れている」「悪気はなく良かれと思ってやっているのにうまくいかない」というもの。病院内では、医療者の間に「報われない」「理解してもらえない」という感情が蔓延しているのです。一方で、患者・家族側でも同じように「わかってもらえなかった」という不満が蓄積しています。その「不満」を探っていくと、実は患者・家族の「困りごと」にたどり着きます。今の医療現場では、患者・家族の「困りごと」が医療者側には、「患者が困っている」と伝わらず、不満として伝わっていくのです。

なぜでしょうか。一つには、医療者側には「困ったこと」を聞いても何もしてあげられないから「困りごと」にかかわりたくないという感情があるため。もう一つには、最初は小さな「困りごと」だったものが明らかになるころには「不満」になっているからです。「病気になる」と「困りごと」は生活・人生にまで拡大していきます。一番困っていることは、病気そのものよりも、「病気」によって起こる生活の変化のほうが多いのです。しかし、病院は「困りごと」を言うには場違いな雰囲気があったり、困っていることを伝えたいのに、うまく伝わらない間にどんどん不安になり、最後には「不満」だと受け止められてしまう現状があるのです。もちろん、「病院は治療の場」。患者側も自分の困りごとの何をどこまで伝えればいいのか、考える必要はあります。しかし医療者も聞いている暇がないから「聞かない」のではなく、自分が聞けない場合はどうするか、を考える必要があるのではないでしょうか。

医療コーディネーターの仕事は、患者が納得して医療を受けることだけを目的にしているわけではありません。医師やコメディカルが納得して医療ケアを提供できるようにすることも大切な役割です。つまり、患者・家族の支援と医療者・病院の双方の支援を行うということです。医師が専門家として診断治療に専念できるように、コメディカルが自信をもってケアを提供できるように、患者・家族が安心して医療ケアを受けられるように、それぞれが必要としている情報を必要なときに、必要なだけ、提供していきます。それによって、患者・家族、医療者はお互いに相手の状態、状況を正しく理解し、自分の状態、状況を確認することができ、安心できるのです。

必要なときに、必要な情報を提供することは難しいと思われるかもしれません。しかし、患者や医療者を注意深く観察すれば、それはおのずとわかってくるはずです。

その力を磨くことを忘れなければ。

本項では、患者が何に困っているのか、患者・家族と医療者のずれはどこに出てくるのか、医療コーディネーターの視点を通して見てみましょう。

よかれと思ってやったことが失敗に終わる……………………

患者が抱えている病気や生活や価値観が多様になっているうえ、医療提供の場は「特定機能病院」、「急性期」「回復期」「療養期」など「機能分化」が進み、治療や療養における一人の患者さんの変化の全過程を見ている医療者は減っています。また、機能分化により一カ所の病院で治療が完結することがなくなり、退院までの期間も短いため、医療者が患者の「困りごと」に踏み込むことが時間的にも難しくなっています。それでもやはり医療機関である以上、医療者である以上、患者の困りごとを最終的には聞かないといけないのです。なぜなら患者が医療を必要としているからです。治療を継続していくには、患者の困りごとに耳を傾け、困りごとが治療の障害にならないようにする必要があるのです。それなら、問題が大きくなる前に、困りごとを聞き、それに対応し得るところにつないでいくことにもっと積極的になってもいいのかもしれません。よかれと思って中途半端に関わることで、患者・医療者が無駄にエネルギーを消耗しているような気がします。ここにそのような事例を挙げたいと思います。

トピック❶　話しやすい医師への変更が招く無駄

「しまった、この診察は無意味だ」と思って私は隣に座っているAさんの顔をチラッとみました。医療コーディネートを依頼された患者の外来受診に同行し、一緒に医師の話を聴いているときのことです。Aさんも事態を理解したようで、黙っています。

Aさんはリウマチを患って二年。間質性肺炎を起こし呼吸器内科に検査入院をした後でした。退院後の前回の外来受診では「再度検査入院をしましょう」と繰り返し言われただけでした。しかし、これ以上検査入院をしたくなかったAさんは、一カ月間考える時間をもらい、一カ月後の診察で再度検査入院の相談をすることになっていました。その一カ月の間、Ａさんは、その病院の話しやすい看護師に相談をしました。担当の医師は検査入院のことしか話してくれない、その医師には自分の気持ちが伝わらないから診察を受けたくない、ということを伝えたのです。その看護師は話をよく聞いてくれて「別の先生で外来予約を取り直してあげる」と手配をしてくれたそうです。Ａさんはとても喜び、今回の外来が近づいても気が重くならないですみました。きっと次の外来ではいい先生が話を聴いてくれる！　そんな希望をもっていたのです。

Ａさんの今回の外来受診のときに、医療コーディネーターに診察同行の依頼がありました。Ａさんの息子さんが、自分が仕事で診察に同行できないため、息子さんの代わりに一緒に話を聴いてもらったらどうかという提案をなさったのです。そのようなわけで、Ａさんと私は診察当日に病院で合流して診察を受けることになりました。

診察室の中は、初対面の医師と患者。どちらも少し緊張した雰囲気でした。特に、医師は、看護師から今回の担当医師の変更の経緯も説明されていたためでしょうか、Ａさんに気を使うような感じで話を始めました。医師の説明は、一生懸命でわかりやすく丁寧なものでした。この場を設定してくれた看護師も、今回の外来の医師も、皆Aさんのために懸命だったことは間違いありません。

Aさんは、この外来受診まで、リウマチも間質性肺炎も無治療になっていました。呼吸器内科での間質性肺炎の治療方針が決まらないため、入院中から中断していたリウマチの治療も中断のままだったのです。Aさん自ら受診を一カ月先送りにしたとはいえ、無治療という状態がAさんをひどく不安にさせていました。実は、Aさんが医師に一番伝えたかった不安は、リウマチの治療を中断していいのだろうかというものでした。実際、Aさんのリウマチ症状は悪化しており、朝起きるのに二時間かかるなど日常生活に支障を来すほどになっていたのです。「リウマチがこのままどんどん悪くなるのではないか」「肺の治療もしていない」「何もしていなくて大丈夫なのだろうか」。不自由な日常生活の中、危機感ばかりが強くなっていきました。Aさんは、今回の外来では、もう一度検査入院をするのではなく、リウマチの治療をしてほしいという気持ちを医師に伝えたいということでした。そこで私たちは、Aさんがその気持ちを医師に伝えて、リウマチと間質性肺炎の治療方針について医師の考えを確認して、どうしても必要なら検査入院を検討する、ということを目標にしていました。しかし、目の前に現れた医師は、同じ呼吸器内科医だったのですが、リウマチ、間質性肺炎についてはは専門外ということでした。

そのとき、「しまった、この診察は無意味だ」と思ったのです。専門外の医師は、検査入院の目的、一般的な検査の流れを懇切丁寧に説明してくれました。しかしそれはAさんの「聞きたいこと」ではありませんでした。「この診察はAさんにも、医師にも無意味である」とわかった私は、Aさんの顔を確かめたうえで、早く診察を切り上げ、医師もAさんも解放してあげることが一番いいと判断しました。専門外であった医師ではありましたが、「セカンドオピニオン」を希望した場合は診療情報提供書を書いてくれるかどうか確認をし、Aさんと診察室を後にしました。

ここに出てくる人は誰も悪くないのです。気を利かせて医師を代えてくれた看護師も、担当でない患者を引き受けてくれた医師も、Aさんによかれと思って「余分な仕事」を引き受けてくれたのです。その誠意には本当に感謝をしなければいけません。

しかし、このままではAさんの状況はよくなりません。Aさんに必要なことは何だったのでしょうか。「専門医」であった「前医」を受診すればよかったのでしょうか。そこで「前医」が丁寧にわかりやすく説明をすればよかったのでしょうか。それも一つかもしれません。しかし、私は「前医」とAさんの間に、コミュニケーションでは埋められない溝を感じました。検査をしないと治療が開始できない「医師」と検査をしたくない「患者」の「ずれ」です。

検査をしたくないという主張をAさんのわがままだと思う方もいるでしょう。しかし、Aさんはわがままで検査をしたくないと言っているわけではありませんでした。検査をしたくない理由があったのです。本当に必要な検査であればAさんは受ける方です。検査を受けないリスクと自分の生活の質（QOL）を比べて「検査を受けない」という考えに至ったのです。そのことについて、医師は「聞く耳」を持ちませんでした。医師側にも検査を勧める理由はもちろんあります。「無駄」な検査を勧めたわけではありません。Aさんに必要だと判断をしたから勧めたのです。ただ、リウマチの症状に日常生活が脅かされているAさんにとっては、この医師の姿勢は「検査をしない道」の検討をしてくれず、「私の不安をわかってくれない」という風にしか映らなかったのです。リウマチ治療中の間質性肺炎の検査治療は大変難しいものです。命にかかわることで医師は真剣勝負そのもの。この難しい場面で患者の希望は「わがまま」と映ってしまっても仕方ありません。しかしAさんにとっては、リウマチによる日常生活の支障のほうがずっと深刻だったのです。命にかかわる検査を受けるかあきらめるかを迷うほどに。私は「前医」とAさんとの「希望」のやりとりは難しいと判断し、セカンドオピニオンを受けることを提案しました。

この事例は、丁寧な説明、わかりやすい説明がなかったから事態が悪化したわけではありません。話しやすい医師につなぐことが適切だったとは残念ながら思えません。Aさんと前医の溝がどこにあるのか、正確につかみ、そのうえで「前医」の診察で結論が出るかどうか検討することが必要だったと思います。結論が出るのであれば、前医との関係が悪くなっても対峙するほうがいいでしょうし、結論が出ないと予想されるのであれば、なるべく早くセカンドオピニオンを勧めるほうがよかった事例だと思います。

医師にとっても、患者にとっても意味のない診察は、どんなに長く時間をかけても結論は出ません。初めて会った患者を医師は突き放すこともできません。患者が「気づいて」納得してくれることを祈りながら待つしかありません。一方、患者は「意味がない」ことになかなか気づけません。気づいたとしても、そこに意味を見いだすため、解決の糸口をつかむため、粘ってしまいます。しかし粘ったところで必要な情報を手に入れることは至難の技です。医師と患者間だけでその場で調整するには荷が重すぎるともいえます。診察の前にこういった事態にならないようにしておくことが無駄なエネルギーを最も使わずにすみます。もし、患者と医師の溝を埋めようとするのであれば、その中身を患者から聞き取り、正確に理解する力が求められます。医療者の「なんとかしてあげたい」という思いを実現するには、その前に聞き取る力とそれに必要な時間をきちんと確保することが求められます。腰を据えて患者と向き合っていかなければならないということです。コーディネーションはその準備から始まります。「溝」を埋めるには準備が必要で、それには「冷静な判断」「起こり得る事態をシミュレーションすること」が求められます。

トピック❷　現状に疑問をもたない医療者たち

「膵臓がんでジェムザール（抗がん剤）をしているんです」。私がEさんに会ったのは、訪問看護をしながら、週末に病棟で夜勤の看護の仕事をしているときでした。夜勤の病棟で会ったEさんはまだ六十歳の若さで、膵臓がんでした。入院中のEさんはいつも変わらず、「素敵な奥様」でした。末期がんであるという絶望的な現実がある中、自分を見失わない理性、知性を感じる方でした。そのうち、週末しか出勤しない私が頻繁にEさんを病棟でみかけるようになりました。そう、治療法がなくなり、末期になるにつれて、入院と入院の間隔が短くなってくるからです。最初の入院は膵臓がんの治療で使われたジェムザールが効かなくなりTS‐1（抗がん剤）に切り替わったとき、次はTS‐1で下痢が続き食事が取れなくなったとき、そしてTS‐1もやめ食事が取れなくなったころには一～二週間の間隔で入退院する状況になっていました。治療をやめて食事が取れなくなってからの入院が三回目のとき、私はふと疑問に思いました。「なぜ入院しなくちゃいけないのだろう」と。まだ動くことができる貴重な時間をなぜ病院のベッドの上で過ごさないといけないのか、と思ったのです。Eさんは六十歳になったばかり。ご主人、息子さんにとっては妻、母という役割を持っていました。そして、食事は取れなくなってはいましたが、体はかろうじて動く状態でした。

私は「家で療養させてあげたい」と思ったのです。しかし病棟の看護師はEさんが入院してくるのを病状的には不思議ではないと考えているので、在宅医療の話などは出てきません。そこで私は、病棟看護師として踏み込みすぎとは知りながらEさんの希望を聴いてみたくなりました。もちろん、Eさんであれば、在宅医療の情報を聞いて、冷静に自分で判断できる力があると思ったからです。病室へ行き、「吐き気がある状態での今回の外来受診は辛かったのではないですか？」と伺ってみました。そうしたら「外来で待っている間も辛いですよ、それでも本当に辛いときは動けないから、少し楽な今日外来に来たんです」とのこと。がんの方が外来の雑踏の中で気分すぐれず定期外診察を待っているという話を聞くだけで、なんとも辛くなります。

Eさんは車イスを借りる手配をしてまで外来受診に備えているというのです。そこでさらに、「食べられなくて点滴のために入院するのは嫌ではありませんか？」と聞いてみました。すると「入院は嫌ですよ」とのこと。「食べられないときだけ家で点滴をして、外来にくるのは定期受診だけということも可能ですがご存知ですか？」とさらに問いかけたところ、「在宅医療」という言葉は聞いたことがあるけれど、自分がそれを使えるのか、住んでいる地域で可能なのか、知らないというのです。どこか遠いところの話だろう、と思っていたようです。そこで在宅医療についてお話をしました。Ｅさんは、治療が終了したとはいえ、主治医への信頼があり、病院とは離れたくないと思っていたようです。当然、在宅医へ信頼を寄せるには時間がかかります。そこを上手に支えてあげれば、在宅療養環境が整うと思いました。「併診」という形をとっていくことを提案したのです。つまり、定期外来は今までの主治医に、それ以外の日常的な体の不調、食事がとれないときの点滴などは在宅医にしてもらうのです。Ｅさんも「それならぜひ」ということになり、そこからは病院のソーシャルワーカーに在宅医と訪問看護師を探してもらいました。

しかし、在宅医の関わり方がうまくいくかどうかは、在宅移行初期の対応がとても重要です。在宅医に信頼が寄せられるまでには時間もかかり、些細なずれが在宅医療への不信になります。その初期のゆらぎを乗り越えられない場合、在宅医と合わない、家での療養は不安でたまらないということになり、もう在宅医療はこりごり、という気持ちになる可能性もあります。Eさんにそのような思いをもたせるわけにはいきません。多くの場合、在宅医療への移行は一度きりのチャンスです。失敗は許されません。Eさんが在宅医療を安心して受けられるようになるまで、私が調整役をしようと思ってこっそり自分の連絡先をお伝えしました。Eさんの希望を知って、きめ細かな関係調整をする人がいなかったからです。というのも今の病院の在宅医療連携室は日中だけの機能であり、また在宅医と患者の関係調整まではできません。病院の主治医に厚い信頼を寄せているEさんの信頼が在宅医に移行するのには、最初の小さな不安やずれを修正していくというきめ細かい対応が必要なのです。とにかく最初が肝心です。

それを知っていた私は、いつでも連絡のとれるような態勢を整える必要がありました。在宅医がいれば、Eさんはきっと最期の時間をもっともっと有効に使えると思いましたし、自分のことは自分で決められる聡明なEさんが、最期の時間を自分の思う通りに生きてほしい、そんな思いがありました。在宅医が決まり、いよいよ退院になりました。私の電話が鳴ったのは、Ｅさんの退院直後、在宅医の初回の往診日でした。病院主治医に信頼を寄せるＥさんが、在宅医のかかわり方に抵抗を感じたのです。Ｅさんは声は落ち着いていましたが、不安と戸惑いでいっぱいの様子でした。「僕が最期まで診ますというのです。私はそこまで決めていません。また、私の主治医は病院のＫ先生です。家であっても、点滴量はＫ先生の指示を守ってほしい。ポート（点滴）を入れれば温泉にも行けるからポートを入れたらどうか、ポートができる施設を紹介すると言われました。どうしたらいいかわからなくなってしまって」とのこと。私は、在宅診療の初日で、どこまで踏み込む医師なのかと思いましたが、医師の気持ちもわからなくはありません。とにかく、この双方の隙間を丁寧に埋めていかなければいけません。Ｅさんは自分で考え、選び、伝えることができる方です。私はＥさんが自分の希望を医師に伝えられるよう、現在の気持ちを聞いて一つ一つ確認していきました。例えば、①Ｅさんが最期をどこで迎えるか、誰に看取ってもらいたいかは自分で決めていいこと、②ポートをつくることも急ぐ必要はないこと、③Ｅさんの療養生活において在宅医の役割は次の定期外来までの点滴管理や日常の相談を受けるものであり、在宅医からの提案はその気になってからお願いすればいい、ということなどを確認していきました。そして提案されたこれらのことは、信頼している病院主治医の意見を次の外来で聞いてから考えてみることになりました。

信頼関係ができていないときには、よかれと思う提案が時に強引に見え、小さな不信感が芽生えます。ここでは、Eさん自身の動揺を支え、Eさんが自分にとって最善と思えることを一つ一つ自分のタイミングで受け入れていいということを理解してもらうことが大事です。言い換えれば、Eさんが自分で決めていいということを思い出してもらうことです。初対面の医師に適切なかかわりを求めるより、よかれと思った医師の誠意が無駄にならないように、それをフォローしていく役割が現場には必要です。実際には、何度かこのようなことを繰り返し、在宅医にEさんの信頼が寄せられるのには一カ月近くかかりました。

Eさんは、好きな音楽を聞きながら、在宅チームに支えられ、妻、母の役割をしながらの暮らしになりました。その心境を「動けなくなったので、おむつをあてています。でもお正月は恒例の蟹を食べている家族に囲まれて過ごしました」「こんな時間を過ごせることに、在宅の先生に本当に感謝しています」「私は覚悟ができています」などメールで私にも教えてくれました。Ｅさんは八カ月ほどして静かに人生を終わられました。

病院にいる医療者は病院にいることが、患者の安心だと思っている節があります。そういう感覚で患者・家族に療養や看取りの説明をすると、家にいることは無理だと思ってしまいます。しかし、Ｅさんのように家庭での役割を持っている方、情報支援、バックアップ支援のみでご自身が対応できる方には、踏み込んだ情報提供をして背中を押してあげること、その決定がうまくいくようにおぜん立てをしていくことができれば、人生最期の時間をどう過ごすかを患者自身で選ぶことができます。人生最期の時間をどう過ごしたいかという問いそのものを医療者の手から、患者・家族に返してあげたいと思います。

見て見ぬふり……介入への躊躇

目の前の患者の困りごとに踏み込むべきか、踏み込まないべきか、そんな躊躇が見える医療現場。その背景には「困りごと」が安易に踏み込めない根深い問題であったり、医療者の仕事の分業化が進み各自の守備範囲を超えてはいけないという制限があるようです。患者の困りごとに踏み込まないことを選ぶのか、踏み込む覚悟を決めるのか、悩ましい問題です。医療コーディネーターの立場からいうと、患者の困りごとに踏み込んでから手放してほしい、手放すときは丁寧に説明をして行き先を提示してほしい。病院にはそのような機能を期待しています。

トピック3 マニュアル対応に感じる孤独感

Dさんと初めて会ったのは、午後九時くらいになってDさんの自宅に伺ったときでした。Ｄさんはマンションの自室で寝ていました。全身が痛くて動けないためです。日中にＤさんのケアマネージャーから私の勤めるクリニックに電話があり、激痛があるから診てほしいと緊急往診の要請がありました。初めての電話、初めての患者にもかかわらず、緊迫感ある状況を察した医師がすぐに往診し、応急処置で痛み止め（モルヒネ）の点滴をしてきました。その後も痛みは落ち着かず、結局は翌日入院することになり、私はその段取りをつけるために訪問したのです。その方は、既往歴に前立腺がんがありました。いつからか腰痛が出現し整形外科に通院していました。痛みが改善しないものの年齢による腰痛だから仕方ないと思っていたようです。七十歳で独居のＤさんは、腰痛がひどくなり介護保険サービスを受けるようになりました。そして、起き上がれないほどになってから、「何かおかしい」と思ったケアマネージャーがＳＯＳをしてきたのです。応診医の診断はおそらく「がんの骨転移だろう」とのこと。痛みが強すぎて通常の疼痛緩和では緩和できず、入院しての疼痛緩和が必要という判断でした。入院予定の病院にはあらかじめ入院できるようにお願いをしておきました。何しろ、全身が痛くてもう動けないからです。寝返りもうてず、仰向けに寝っぱなし、モルヒネも効かない危機的状態でした。

翌朝、入院に付き添うためにDさんのお家に行きました。ヘルパーさんと二人がかりでゆっくり体を起こし、なんとか車イスに座っていただき、車に乗り、入院予定の病院に行きました。そこからが大変でした。Dさんはとにかく体を動かすたびに全身に痛みが走ります。がん性疼痛です。生易しいものではありません。病院に着きさえすれば、すぐに病棟のベッドに横になれると思っていたので「病院までの我慢です」と励まし続けました。しかし、事態は違いました。受付で、「外来前の検査をしてきてください」と言われたのです。「え?」と思わず聞き直し、検査を悠長に受けている場合ではないことをわかってもらいたくて必死で伝えました。「とにかく体中に痛みがあり、検査どころではない、すぐにでも横にさせてあげたいのですが」と。受付の方も困った様子で、「外来の看護師に相談してください」とのこと。外来の看護師ならわかってくれると思って同じ説明を看護師にしました。そうしたら外来前の検査をせず「診察」にしてくれました。これで安心、すぐに入院できると思ったら、診察後に、今度は、「入院前の検査をしてください」と言われました。「この患者の苦痛をどうして誰もわかってくれないのだろう」、病院のルールとはいえ、ここまでマニュアル的な対応をされることに私はＤさんに申し訳ない気持ちでいっぱいになりました。Ｄさんの痛みを一刻も早く取ってほしい、それだけでやってきたのに、痛みを取るどころかかえって負荷をかけているこの状況は納得しがたいものでした。入院することが決まっているのです。提示された検査は、痛みが取れてから行ってもいいくらいの検査です。採血、尿検査、レントゲン、心電図、呼吸機能！　まで。Ｄさんは歯を食いしばって頑張ってくれました。なるべく移動がないように、がん性疼痛で動くことができないのだということをその都度スタッフに伝えました。病院スタッフは「声はやさしくても」痛みが最小限になる体位を考えてくれるわけでもなく、検査が一番やりやすい体位を求めてきました。

悪気がないのはわかります。皆自分の職務を一生懸命、しかも丁寧に行ってくれています。しかし、Ｄさんと私は孤独でした。この孤独感に誰も歩み寄ってくれないのです。誰一人、「痛みがとれてから検査をしましょう」とは提案してくれませんでした。動くたびに「命を削っている」、Ｄさんはまさにそういう状態でした。冷や汗を出し、息切れをして、歯を食いしばって検査ベッドに横になる。しかも何回も。「医療者ならわかってくれる」と思った私の期待も見事に砕けました。検査をやり終えて入院病棟に行き、ベッドに横になったとき、Dさんは苦痛と疲労でくたくたでした。その夜、病院の医師から連絡があり、告げられたことは「CTをとったら膵臓がんの全身転移だったよ。よく耐えていたね」と。Dさんはそのまま家に帰ることもできずに二週間で亡くなりました。

多くの患者が訪れる病院で、個別に対応すること、初対面の患者の状態に心を寄せることは難しいことはよくわかります。どの程度踏み込むかは、病院のルールがあるのでそのルールを変える必要はないと思います。今回も、特別扱いしてほしいということではありませんでした。Dさんと私の真意が伝わらなかったことに対する何とも言えない孤独感と、言ってほしい言葉をかけてもらえない寂しさを経験しました。どの人も平等に並列に対応することはそんなに大事なことなのでしょうか。無理とは思ってもそんな疑問を投げかけたくなる体験でした。

トピック④　できない理由を並べる人たち

Ｆさんは七十代女性で、胃がんの末期でした。二回の手術のあと、手術で縫い合わせたところが狭くなったため広げる手術もあったので合計三回の手術を終えていました。もともと元気な勢いのある方なのでしょう。三回の手術の後で、しかも、体には二本の管が入り、点滴棒といつも一緒という状態にもかかわらず、めげた様子はありませんでした。体についた管の一つは、消化管の一部が細くなり十分に食べ物が食べられなかったので、二十四時間の点滴の管。もう一つは、食べ物が胃から腸にうまく流れていかないので胃に残った内容物を体の外に出すための管。それらの管は、それぞれ点滴棒にぶらさがった点滴と廃液袋につながっていました。Ｆさんはいつも点滴棒をガラガラと引っ張って院内を歩き回り、それでも、力強い声で「病院のご飯がおいしくないから食べないだけ。家に帰れば食べるから」「家に帰りたい」「病院にいても治療をしていないじゃない」と主張していました。それもそのはず、Ｆさんは四カ月もの間、一度も帰ることができずに病院にいたのです。

Ｆさんの退院したい、という希望がどのくらい実現可能か確かめるために、私はＦ

さんに会いに病院に行きました。絶望的な状況にもかかわらず、家に帰れば食べられるようになるから、との強気の発言。自分の病状を理解されていない面もありましたが、もっと治療をしたいという未練もなく、最期を家で過ごしたいといった、相当な覚悟があるわけでもなく、ただ「家に帰りたい」と繰り返しました。私は不思議な気持ちでFさんの主張を聞いていました。そして、ここまで強く希望する方を帰さない理由はないと思い、家に帰る方法を考えることにしました。Fさんは大変喜びました。実はFさんが帰りたいと言った本当の理由は家においてきた猫に会いたいというものでした。私はFさんの望みを受け取って病院を後にし、まず、受け入れてくれる環境の準備を始めました。高齢独居の女性が、二本の管を入れたまま家に帰っても安全に過ごすには、受け入れてくれる在宅医と訪問看護師が必要です。

しかし、それからが難航しました。もともとの在宅主治医曰く「点滴をした状態で在宅療養は難しい」とのこと。そこで新しい在宅医を見つけることにしました。その次にあった壁は行政でした。Fさんは生活保護を受けている方でした。ケースワーカーが「あの家には帰れない。猫がいてとても療養できる環境ではない」、「もう少し病院にいて落ち着いてから退院したらどうか」と言うのです。この理由は納得のできるものではありません。「もう少し」の根拠はどこにもありません。「帰るタイミングを逃すと帰られなくなる」、それが末期の方の状態なのです。ケースワーカーは、本人が四カ月も入院しており、もう末期だから、まさか帰ってくるとは思っていなかったようです。家が汚れている、家の掃除や生活費の支給などで時間が必要だと言って引きません。私も家を見たことがない以上、決断ができないでいました。しかし私は、「この方は〝今〟のタイミングを外すと帰れなくなる」と思い、退院調整看護師と相談をして、Fさんの家を見に行くことにしました。本当に帰ることができないほどの家なのか、この目で見て確かめるために。数日後、病院から外出許可をとり、Fさんと退院調整看護師と私でタクシーに乗りFさんの家に向かいました。久しぶりの外の空気。Fさんは、タクシーの窓をあけ大きく息を吸い込みました。「帰れるなんてうれしい」とつぶやくFさん。「入院前は冬で街路樹が枯れていたのよ」とタクシーの窓から見える新緑を眩しそうに眺めていました。家に帰る途中、スーパーに寄って猫のエサを買いたいというのです。ふらつく足元が心配でスーパーについて入ると、猫の一番お気に入りのキャットフードを探すために夢中になり、「これが好きなのよ」と目当てのものを探し出して笑顔をみせます。店員さんに聞かれてもいないのに、「うちの猫はこのキャットフードしか食べないのよ」と照れ笑い。

そしていよいよ、懐かしいわが家の前にタクシーが止まりました。家の前には、Fさんの入院中、ずっと猫の世話をしてくれた友人が待っていてくれたのです。これには退院調整看護師も私もびっくり。そんな友人がいることは一言も聞いていなかったからです。Fさんより少し若い友人は、Fさんが帰ってくる日のために、家を掃除し、愛する猫にエサをやりに、遠方にもかかわらず一日おきに通ってきてくれていたのです。独居で、孤独で、でも強がって生きてこられたとばかり思っていたFさんにこんなつながりがあったとは。家の中に入ると、四匹の猫が出迎えてくれました。家は1DKで、猫が汚すからと床にブルーシートが敷き詰めてあり異様な感じはしたのですが、それでもFさんが暮らしてきた空間。しかも友人が掃除をしてくださっていたのです。家主が四カ月もの間不在の家とは思えませんでした。Fさんは家主の顔になり、家のあちこちを点検した後、床に座り込むと猫たちに話しかけ始めました。猫たちも体をゆだねてきます。ふとみると、Ｆさんは泣いていました。「ごめんね。さみしかったでしょ、戻ってきたからね」とＦさん。この場面をみて、退院調整看護師と私は「Ｆさんは家に帰るべきだ」との決心が固まりました。在宅医を見つけ、訪問看護師を見つけ、カンファレンスをして退院になりました。その後、家でほんの短い時間を過ごし、最期は緩和ケア病棟に入院しお亡くなりになったとのことでした。

一人暮らしで、末期がんで、点滴が入り、お腹から管が出ている患者をみることは確かに、在宅療養を支えるスタッフに負荷がかかります。「無理をしない」という選択肢ももちろん正しいのかもしれません。ましてや帰りたい理由が「猫」となると、「そんな理由で」と思う人もいるかもしれません。この合意形成は非常に大変でした。そのとき、コーディネーションの軸になるのは「本人の希望」。私は「本人の意思を尊重している」という確信を支えにコーディネーションしていきました。退院できない理由を並べることは容易です。「できない理由」を一つ一つ潰して、患者の希望に協力してくれる医療者を味方につけていく作業は、エネルギーを消耗します。時には理解も協力も得られないこともあります。そのときは「誰のために」その行動をとるのかという原点に戻ることにしています。Fさんの場合は、「数日でもいいから家に帰してあげようよ、僕が診てあげるから」という在宅医の存在に救われ、励まされました。

どちらも正しい

ある大学病院に入院している患者の息子さんから、「医師の説明に同席してほしい」と依頼を受けて出かけて行きました。脳出血を発症し、高度な治療で一命をとりとめたものの、寝たきりになったという患者（父親）の転院の話でした。話し合いの場では、「転院してもらいたい」医師、ソーシャルワーカーと、「転院させたくない」息子さんの双方がとても苦しんでいました。それは、「転院させることの意味を共有できない」状態だったのです。医師の「大学病院としての治療は終わっています。病状も安定しています」という言葉には、「今は落ち着いているが、何が起こっても不思議ではない状態」という含みがあり、「転院後のリスクに責任は持たない」ことを意味しています。一方の息子さんは、「何が起こるかわからない」からこそ、「転院という危険は冒さず、父に最期まで現在のケアを提供してあげたい」と思っている。状況認識は「どちらも間違っていない」のです。そしてお互いの立場も理解はしているのです。話し合いは膠着状態でした。私は、息子さんの隣に座り、医師とソーシャルワーカーの話を聴いていました。医療者が自分たちの主張を飲み込ませることに必死な姿に、なんともやりきれない気持ちになりました。病院の事情を持ち出して転院を説得するのは、「最後の切り札」ではないのか、切り札を切り札として使わずに最初から出してくるのか、と思ったからです。

私の目の前には、転院させるのに病院の事情を持ち出すしかないくらい、病院には余裕がないのだという事実と、この息子さんが転院を受け入れるには時間がかかるだろうという現実がありました。膠着状態のまま終了した医師の説明後、息子さんの希望を改めて十分に聞いた私が最終的に思ったことは「家族が決められるまで時間をかけたほうがよい」ということでした。患者は急性期病院での治療は終わっている状況でしたが、息子さんは「この病院の最高のケアで生かされている」と考えていました。ケアの継続が息子さんの希望でした。そのため、転院にあたりケア環境に対して出した「絶対に継続してほしいケア」の希望は十を超えていました。実際にはその希望を叶えてくれる転院先は大学病院と同じ機能の病院しかありません。制度上は同じ機能の病院への転院こそ難しいので、息子さんが希望する転院先は、その時点ではありませんでした。しかし、息子さんのケアの継続はご家族からしたら当たり前の希望です。現に息子さんもやみくもに希望だけ並べたわけではなく、患者の状態をかなり分析して出してきた希望であり、その中身はもっともな希望でもありました。患者は脳出血の後遺症で麻痺があり介助がないと体は動かせず、遷延性の意識障害があり意思疎通は上手にできない状態です。口からの食事はとれませんので、鼻から腸まで管を入れ経管栄養剤で栄養をとっていました。さらに、もう一つの鼻にも管が入っており、胃に残ったものが逆流しないように体の外に出せるようになっていました。呼吸状態は改善しなかったため気管切開をして、酸素を流していました。そのため、痰や唾液の吸引は一日三十回以上になっていました。転院先となるであろう療養病床のケア体制を考えれば、私ももう少し呼吸状態が安定してからのほうがよいと思ったのです。

私は、息子さん自身が時間をかけて納得できる転院先を探しているうちに、呼吸状態も今よりは改善し、より安全に転院できるのでは、という仮説を立てて、転院作戦を立てました。納得のいく転院先が見つかるまでは病院には待ってもらうことにしました。この仮説は息子さんも共有してくれました。息子さんは、ケアが継続されるような転院先を一生懸命探しました。いくつかの転院候補に一緒に話を聴きに行きましたが、「要求が高すぎる」と警戒されて終わりました。それでも失望することなく探していく過程で、息子さんも徐々に現実を受け入れ、最初は十個あった「絶対に継続してほしいケア」を二個に絞れるようになり、患者の呼吸状態も少し改善し、受け入れてくれる納得のいく療養病床の病院を見つけました。実に数カ月を要しました。

医療者と患者の間に溝が生まれるとき、そこには二つの特徴が見られます。一つは「どちらも正しい主張」であること、もう一つは「解決に時間がかかる」ことです。溝にはまらないように橋をかける方法は一つ。お互いの「正しい主張」の「前提」を見直し、患者・家族が「疾患を抱えて生きること」「疾患を抱えた家族と共に生きること」に向かっていけるように時間を作ること。「疾患を抱えて生きる」ということは、これまでとは違う生き方を受け入れるということであり、「新しい価値を創造していくこと」に近いのです。生みの苦しみがあるのです。そこをせかしては、患者は病気のある人生に十分に向き合うことができません。患者・家族が自分たちの力でその新しい価値をつかんでいくまで、見守るしかないのです。

医療コーディネーターが魅せる世界

前項では、医療のさまざまな隙間でもがく患者と医療者の姿を見ていただきました。ここからは医療コーディネーターの世界をご紹介します。本項では「元祖医療コーディネーター」嵯峨﨑泰子の人となりをお伝えできればと思います。嵯峨﨑の自信は決して独りよがりのものではありません。患者・家族の絶大な支持があります。関わった医師からの信頼もあります。誰もが大切にされていると感じ、その安心感の中で、自らの力で決定し、その結果を引き受けた人たちの物語そのものが、嵯峨﨑の自信になっています。

嵯峨﨑泰子を徹底解剖

日本医療コーディネーター協会の設立者である嵯峨﨑泰子は、今まで、三千件以上の患者と医療者の間に生じるさまざまな隙間を埋めてきました。その七〇パーセント以上が患者・家族からのがんに関する相談です。相談内容は主治医との関係に関する相談が圧倒的に多く、「コミュニケーションが取りづらい」、「言っていることを理解してもらえない」というもの。二〇〇三年に協会がスタートしたころは患者に毎回同行し、説明の場に同席していました。十年経った現在は医師との対話の方法をアドバイスしたり、情報の解釈、治療選択に関する補足説明をすれば、患者自身で解決できるようなケースも多くなってきています。しかし、どんなにコミュニケーションの助言や医師との関わり方をシミュレーションしても、患者が自分の状況を理解できない状態では効果がありません。つまり患者の理解を促すための条件というものがあり、その条件を整えてあげないことには、コミュニケーションの取り方を指導しても患者と医療者の溝は埋まらないのです。医療コーディネーターの行う患者の意思決定支援の中で一番大切な役割というのは、患者が意思決定できる条件を整えるということなのです。嵯峨崎は、その意思決定できる条件を、二つ指摘しています。一つは身体的な状態の安定、もう一つは、精神的・社会的状態の安定です。社会的というのは経済的なことも含んでいます。多くの事例で、患者にとって最終的に問題になることの多くは、医療者に言いにくく、医療者が気づきにくいお金のことなのだと言っています。

嵯峨﨑は、医療コーディネーターとして患者・家族の意思決定支援をしてきた中で、患者の身体的苦痛が緩和（症状緩和）されていないため、あるいは、精神的・社会的・経済的な問題が解消されていないため、患者・家族が不安や不満をもち、それにより冷静な判断ができない、医療者とうまく付き合うことができないというケースを多く見てきました。そして「その多くは症状緩和をはかり、治療の継続とそのための便宜をはかる提案をすることで、問題を解決することができた」と話しています。今から嵯峨﨑のコーディネーション事例を彼女自身の語りでご紹介します。彼女の観察力、洞察力、対応力（人間関係調整力）を読み取ってみてください。

Ｂさんの件は、大学病院のソーシャルワーカーからの依頼でした。依頼内容は末期がん患者を自宅で看取ってほしいというものでした。余命は二週間程度と家族に説明されていました。患者は寝たきり状態で痛みがあるのでモルヒネを大量に使っていました。モルヒネは大量に使うと眠くなります。そのため呼吸状態が悪く酸素吸入をしている状態で家に帰っていました。このようなケースの相談を受けたときは、医療者からの情報を鵜呑みにしないことが大事です。医療者の情報と本人を見て判定できることと違うことも多々あります。患者が主治医に希望を伝えていないことも、主治医が患者の本音を聞いていないこともあります。また、末期患者を自宅で看取ってほしいという依頼は、病院にとっては入院継続の対象ではない、治療を続けて病院側にメリットがある患者ではないという事情が優先されることも多いのです。そういったことが背景にあるのを認識しながら、自分の目で患者を見て以下のことを判定していきます。①余命は二週間程度という話であるが、告知された状況と本当の体の状況との乖離はないだろうか、②自宅で看取ってほしいと言っているのは本人なのか、家族なのか、病院か、誰の希望なのか、③患者はモルヒネで寝たきりであるが、これはがんが進行して寝たきりになったのか、モルヒネの投与によるものなのか、④モルヒネの投与量は適量なのか、⑤呼吸抑制があるというのは、肺転移によって引き起こされているものなのか、モルヒネによるものなのか、不安によるものなのか。不安が極端な例になると過換気を起こしてしまうからです。このように情報を整理して、正しい情報を再取得するために患者の話、家族の話を「聴ききり」ます。医療者の話を疑うということではなくて、確認をするということです。

Bさんのケースでは情報を客観的に分析したところ、患者や家族が言いたかったけれど言えなかったのは、実は手持ちの現金がないということだったのです。現金がない背景には、病院の入院費がかさんだことがありました。東京では四人ベッドで個室ではないにもかかわらず差額ベッド代として四〜五千円をとる病院があります。また、薬剤費が非常にかさみ、借金をしていたのです。サラ金からも少し借りていました。本当はこうしたときには、ソーシャルワーカーに相談して、減免措置をしてもらうなど手立てを考えればよかったのですが、患者・家族は病院の誰にも相談することができなかった。請求書が来ると払わなければと思って、お金を借りることに先に動いてしまったのです。それで困って医療コーディネーターに相談に来られたのです。その家族には、古いマンションがあったので生活保護の受給ができませんでした。お金に対する不安感があることを、どこにも相談できずにいました。さらに、付き添いの娘さんが看病のために正社員だったのに仕事を辞めてしまっていたのです。これも介護休暇など、会社と話をすれば別な方法があったはずです。相談に来られたときはもう辞めた後でした。

しかも、経済的な理由だけではなく、患者には身体の苦痛がありました。つまり入院していても疼痛が取れていなかったのです。

そもそも疼痛コントロールが悪いままで、しかも経済的な困窮によって医療不信が増強されて、医療を受ければ受けるほど家族全体が経済的危機にさらされるという悪循環。しかし、患者・家族は、医療者はこうした状況を理解して、相談して助けてくれる相手ではないと思っていました。医療コーディネーターを紹介され、最初は私に対しても不信感をもって接していました。最初の面談で三～四時間程度話を聴き、よく聴いていくうちに少しずつ心を開いてくれました。そして事実を整理できました。

どうしてお金がなくなるかというと、医療者は患者が痛いと言うと、モルヒネを増やします。モルヒネは高い薬のため、費用がかさむのです。モルヒネのほかにも貼る薬、座薬、副作用を取るための薬などいろいろ使います。Bさんの場合、使用する薬の量が非常に多く、二週間で四十三万七千円。自己負担にすると十三万千円を払っていたのです。ひと月にするとこの二倍ですから八十～九十万円くらいする薬代の自己負担分（三割）を払わなければいけなかったのです。この患者・家族は誰にも相談できず、お金をなんとかかき集めて払っていました。

Ｂさんのようなケースの相談を医療コーディネーターが受けたときどうするでしょうか。私は次のように対応しました。まず在宅医に薬の調整をしてもらいました。「こんなに使わなくてはいけないほどの身体状況なのか」という視点で、本当に必要な薬だけを選んでいくのです。治療効果を保って、医療費負担を減らすために薬を減らしていくことも非常に重要な治療です。そのことで今の生活費を確保して精神の安定を回復させることができるからです。そういう医療ができるということをお示しします。

まず、少しずつモルヒネを減らします。それによって、寝たきりの生活から身の回りのことができる意識レベルに戻すことができます。薬代は二週間で七万九四三〇円になりました。次に痛み止めのモルヒネを後発医薬品にして、月に四万七六五八円という金額に落としました。とにかく今生活をしていかなくてはならないからです。薬を減らしていくと呼吸状態も良くなり、酸素吸入は要らなくなり、その分のお金も減らせました。さらに不安感も取れる。娘さんも付き添いの必要がなくなり働いてお金を得ることもできるようになりました。Ｂさんは一年間自宅で生活し、薬によってではなく、本当の意味で寝たきりになったのは最後の二週間でした。

人間というのは、がんだからとか老衰だから苦しい苦しくないということではなくて、適切な医療を行っていくとそれほど痛い、苦しいと転げまわることなく最期は自然に息を引き取られるような気がします。医療が過剰になりすぎて、食べられないからといって点滴をどんどん増やすと体がむくみ、かえって呼吸が苦しくなる。そのために酸素吸入をすることになります。呼吸ができないため、気管切開をして人工呼吸器までつけてというように、とても無駄なことをやっています。話し合いながら適切なものだけを残していくと、普通に生活することができるのです。

薬を減らして無駄を排除して必要なものだけ残していくと、皆さん楽になるのです。そして、大事なことは、なぜ薬を減らすのかということを、日常看ている家族に理解してもらうことです。医学的に見て、患者の状態から見て、どうすることが大事なのかということへの共通理解を得ることが大事です。

そのために何にエネルギーを使うかというと、やはり話し合い、説明です。今は介護も含めていろいろな人が関わってきます。多くの関係者が中途半端な認識でかかわり、時には「こんな状態で、自分で飲むことができないのに、点滴しなくていいのか」などと自分の経験を家族に話してしまいます。例えば患者が実は九十代のおばあさんで、すごく静かに過ごしていて自然に飲めなくなってきた。ご家族は、老衰だから自宅で静かに看取るということを十分に理解している。そういう場面で介護の方から、「何かしなきゃいけないんじゃないですか」と言われると余程の理解がないと家族も揺らぎます。それを防ぐために、私はしつこいくらいに介護に関わる方と三者で話し合いを持つことにしています。そうしてはじめて医療に対する共通認識をもってもらえるのです。スタッフ間でも具体的な支援方法を説明して情報格差を埋めるようにすることが大事です。このようなことを根気強く繰り返し行わないと十分に共通理解は得られません。そして納得できる医療にもなりません。患者が自分らしい生活を考えられるように導き、その生活をどのように整えていくのか、そのために医療コーディネーターは情報を整理し、さまざまな関係者の調整をします。患者の生きる力を引き出し、よりよい形を提案し、その共通理解のもとに具体的に、実践的に動いていくのです。身体的、精神的、社会経済的な状況を医療的な視点、生活障害の視点からバランスよく判断し、患者・家族が冷静に考えられる手助けをできる医療コーディネーターが多くいてほしいと思います。「医療とお金」の問題、「お金の切れ目は治療の切れ目」というのではなく、お金の問題、生活障害に配慮してくれる医療者に出会えるかどうかで、医療にかかるお金は変わってきます。お金という現実的な問題を解決することも医療コーディネーターには求められます。

いかがでしたでしょうか。嵯峨崎の対応の特徴は患者が意思決定できる状態を作るために、自分の中で仮説を立てて患者と共に検証していることです。そしてその結果をきちんと患者に説明し、揺らがないようにケアチームに共通認識を作っていることです。嵯峨崎は、患者にとって一番いい状態は何か、この人に何が必要かという視点をもって患者を看ているからこそ、それに続く意思決定支援と合意形成（関係調整）を目的意識をもって行えるのです。最近は、医療機関の事情、方針によってできることとできないことがあり、「何が大事か」、ということで物事が進まなくなってきています。患者が自分はどうしたいか、どこで何をするかの、方針を持っておくことも大事になってきています。嵯峨崎は患者が自分の方針を自分の言葉で表現できるように、身体状況、社会的状況を整えていきます。そして、説明を繰り返し、手間をかけて本人と周囲に理解をしてもらうようにしています。時には一人の患者に継続的にかかわり、一年くらいの時間をかけてこの作業を行うこともありました。医療コーディネーションは場合によってはこのくらいの時間がかかることがあるのです。医療コーディネーターとして大切にしていることを彼女の言葉で以下七つにまとめてみます。

①患者・家族を科学的に理解し許容すること。時に、心底許すこともできる

「患者・家族・友人などの依頼者が言っていることは基本的にいつも正しい」、「理不尽なことも含めて正しい」と捉えることです。例えばクレイマーを一つの疾患と見ています。病気と見たほうが理解可能になってくることが多いのです。クレームをつける側にはいろいろ理由がある。クレームをつけて医療費をただにしてやろうとするには、経済的背景があるのかもしれません。もちろん犯罪になるような悪質なタイプもいます。そうなってくると警察の関与も必要です。クレイマーには常に解消できない不満があり、窓口に難癖をつけてきます。ベースに疾患があって病院に来るので、普通の人より「状態が安

定していない」と見ることが大切です。医療者は専門職としてクレイマーを診られるようになることも重要です。クレイマーから話を聴く、聴ききる、情報の分析をする、その結果をなるべく多くのスタッフが共有しておくのです。対応したAさん、Bさんの言うことが違う、医師によっても説明が違うとなると、必ず不信につながります。それを埋めるのがコメディカルの役目なのですが、そこがいい加減になりがちなので、クレームが発生しやすくなるのです。お金のある人、ない人に関係なく、相手がどんな立場の人であろうと同じように対応します。人として普通に丁寧に。まして具合の悪い人なのですから、大変だろうなという思いをもってお話をすることで、本来クレイマーではない人がクレイマーになるということはなくなると思います。

②患者の希望に協力する

生きたいという患者に協力してくれる医療者がいないと患者は辛い思いをします。患者の覚悟に医療者も覚悟をもって応えることが必要なときがあります。私が看取ってきた末期がん患者の多くは治療法がないと言われた人たちでした。しかし、「わかっていても」できる限りのことをしてくれる医療者を探していました。患者のことを考えれば、無理に治療をしないほうがいいという場合もあるので医療者としては全身状態を見たうえで客観的な判断をしていくべきです。しかし、それでは満足しない患者もいます。何か治療を続けているということが、自分の生きる力を支えているのです。患者はそのことをきちんと受け止め、ともに考えてくれる医療者を必要としてやってきます。皆さんだったらどのように向き合いますか？　私はこう思うのです。「そこまでの覚悟を決めてやってくる患者については全身全霊を込めて一緒に歩いてあげたい」と。「患者の人生は本人が決めていくもの。そのときを共に歩んでいくために、医療者は手を緩めてはいけません。考え続けていかなければならないのです。患者に望まれたうえでたとえ少なくても、その可能性にかけて始めた治療ならば、可能な限り、治療を工夫していくことにこそ、医療者としての存在価値があるのだと思います」。

③患者が楽になる医療を提案する力

この人が楽になるために何をして差し上げられるか？　と考えることです。身体的、精神的、経済的、社会的のどこに苦しみがあるのかを見極める、そして患者を「楽にする」ことを考えて実践するのです。その視点をもつことで、実際に患者が「よかった」と思える瞬間や「楽になった」と思える瞬間を作り出すことができるようになります。医療者の情報であってもうのみにしないで、自分の観察力で見直し、最善の方法をいつも探していきます。医療者の意思の問題になるかもしれません。必要な医療は必要、無駄な医療は無駄ということを納得のいく方法で患者・家族に提示する。医師の考えや意図を理解できるまで、何度も何度もタイミングをみて伝え続ける姿勢で向き合います。

④本質で動く

医療コーディネーター業は本来看護師の仕事。しかしなぜ、看護師ができないのでしょうか。忙しいとか時間がないとかそういった問題にすり替えてしまう、それを許す雰囲気の中で本質をみることを忘れている、そして本質のために動くことを忘れてしまっているような気がします。「困っている人のために働く」という使命を思い出すことでできることはかなりあります。そもそも看護という分野は「自由度」のある仕事です。「患者のために」「辛い人のために」看護の知識と技術を自由に好きなように使える世界です。しかし、今はマニュアル看護。看護の自由度を使いこなせる人がいないのです。そして頭でっかちの理屈やルールを出したうえで、「できない理由」を並べる看護師たちが多すぎる気がします。もっと本質的なことで突き動かされ、一歩踏み込んだかかわりをしていこうと思うことができれば、マニュアル看護師から医療コーディネーターへと変わっていけるはずです。常に自分が「誰の立場にたって、誰に向かって何を発言する（行動するのか）」ということを意識することが大切です。

⑤ジェネラリストを志向する

世の中にはスペシャリストがすばらしくて、ジェネラリストを軽視する風潮があります。しかし、世の中に必ずいなければならないのは、バランスのよいジェネラリストです。看護の世界にもスペシャリストを増やす流れが入ってきています。看護の仕事を線引きしていくと、無数の専門職が必要になります。それでも誰かがやらなければならない仕事は必ず発生します。それをするのは、気の利いたジェネラリストになってしまうのです。

スペシャリストは多くはいりません。必要なのは気が利いて、動くのをいとわないジェネラリストなのです。患者のサポーターで、医師のよきパートナーになるのは、きっとジェネラリストの看護師たちです。

⑥一歩踏み出す覚悟

今の医療現場では、一歩踏み出すことには危険がいっぱいあります。まず、自分の仕事が増える。そして、責任が発生します。周りの理解を得ることも容易ではありません。しかし本来、看護師の役割は患者の生命力を引き出し、病を治す環境を作ること。患者とは二人三脚で歩んでいくものです。責任という言葉をもち出す前に、早め早めに患者に働きかけ、理解を促し、トラブルを防ぐことも可能なはず。責任追及を恐れて患者に近づけない人たちにはコーディネーションはできません。

⑦医療コーディネーターマインドをもち続ける維持装置は?

以上、六項目を挙げましたが、これを掲げて自己犠牲的にコーディネーションすることもまた、違います。自分の立場や役割を意識し続けることは必要なことですが、それだけでは続きません。要するに、「楽しいから実践する」そういう循環がなければ、時にこのマインドを持ち続けることは苦しくなります。しかし当然ですが、マインドを持ち続ける工夫も必要なのです。そのエネルギーはどうやって見つけるのでしょうか？　それは医療コーディネーター仲間であり、パートナードクターといった、一歩踏み出すことを応援してくれる人たちです。そしてもちろん目の前の患者・家族が楽になっていく実感をもつことでエネルギーは充電されます。また自分が自由に動ける環境を自ら作っていく力も、医療コーディネーターの資質といってよいと思います。

人そのものの魅力

医療者の格付けで一番わかりやすいのは、専門の資格です。専門医、専門看護師、認定薬剤師、認定看護師、認定介護士などは「知識や情報」を保証するものとして、とても魅力的です。しかし、ケアを提供する人の「人格」も人の尊厳に非常に大きな影響をもっています。実は、医療コーディネーターの武器は「人格」なのです。嵯峨崎は「私の資格は看護師一つだけ」といいます。「それ以外はいらない」と。もちろん嵯峨崎の知識や情報は、「専門」に匹敵します。それは「患者・家族に必要なもの」だから持っているものであり、自分の価値を上げるものとして使ったことは一度もないのです。嵯峨崎が患者・家族から信頼され彼らを魅了していくのは「人」としての魅力なのです。私は、その魅力の根源は「人間理解」にあると思っています。嵯峨崎の「人間理解」は目の前の人をありのままに、リアルに、立体的にとらえています。

そしてそこにある関係性を大事に扱います。なぜそれができるかというと、自分のこだわりがなく、他者と向き合うことができるからです。そして3つの特徴があります。一つは観察力、洞察力の鋭さ、二つ目は人への寛容さ、三つ目は目的意識です。この三つはよく見るとなじみのある「知・情・意」と同じなのです。要するに嵯峨崎自身が「知情意」の調和した存在なのです。

一般に看護師は養成過程で「人間理解」の勉強はしてきます。しかし、臨床で向き合う患者・家族はその「人間理解」を超えたものばかり。自分の知識の枠で理解するのではなく、出会ったその人たちから学び続けないと、本当の人間理解はいつまでたってもできません。自分の観察力、洞察力をもって人間理解の努力をしていけばいくほど、観察力・洞察力は磨かれ、より実像に近いところで他者を理解できるようになります。

しかし、自分の観察力、洞察力を鍛えるのはそんなに簡単なことではありません。昨今、医療現場には意外に薄っぺらい人間理解が蔓延しています。それは、医療者と患者・家族の信頼関係の薄さに現れているのではないかと思っています。一方、自分自身の観察力と洞察力への信頼がもてるくらいに達した嵯峨崎の患者像は、複雑な人間が等身大で登場し、弱さ、辛さ、苦しさ、喜び、悲しさ、強さが万華鏡のように形を変えて出現しています。嵯峨崎は、それらをこだわりなくありのまま受け入れ、患者のそばに歩み寄り、感情を共有しながら、患者が必要としていることは何か、自分ができることは何か、考えているのです。このような状態は嵯峨崎が達人だから、特別な人だからたどりついたことではありません。それこそ教科書に書いてある「知情意」を、目の前の患者を通して、地道に、同じことを繰り返しながら、実践してきただけなのです。この地道な実践は誰もができるはずなのです。

さてもともと、かけだしの看護師時代から、所かまわず看護師の自由度を思いっきり発揮していた嵯峨崎は今、コーディネーションクリニックというスタイルを手に入れて、まさに二十四時間三六五日臨戦態勢。もちろん臨戦態勢というような物々しさではなくて、ゆったりと自由自在な風貌ですが……。訪問看護も自由自在、訪問範囲も全国区。神出鬼没で楽しそうに飛び回っています。精神障害の患者が「薬をなくした」といって何度も薬をもらいにくるという話に対し、「訪問しちゃうの。パンと缶コーヒーをもって刑事が張り込みするのと同じ感じ。本当に薬をなくしたのか、現場を押さえるのが一番だからね」とのこと。このような案件はほかの医療機関では、事実確認のしようがないため、やっかいな患者として扱われやすく、問題の解決がなされないことが多くあります。嵯峨崎流の関わりは、患者が「薬をなくした」と言える信頼関係がそこにあり、「何か理由があるはず」という信念にもとづき、薬をなくしたという事実の裏にある理由や環境を確かめるのです。しかも負担に思わず、何やら楽しげに話しているのが印象的です。「看護の仕事とは何か」ということにとらわれず、必要と思うことを必要な分だけ届けている。「事実確認をする」、「なぜそうなったかの理由を考える」、「必要と思うことをする」、嵯峨崎の行動は驚くほどシンプルでわかりやすく、徹底しているのです。人間を高尚なものでもなく、悲観したものでもなく、ありのままにとらえていくリアルな「人間理解」を繰り返し続けていく、その嵯峨崎の「人格」に触れた患者は、「魅了され」「安心し」自己開示をしていきます。人間をどのように理解しているか、目の前の人をどのようにどの程度理解しようとしているかは、そのまま患者・家族に「どのように尊重されているか」として伝わります。

医療者と患者・家族の間に本当の信頼関係が成立したとき、「意思決定支援」が可能な状態になるということは、嵯峨崎を見ていて発見したことです。嵯峨崎は、「医療コーディネーター業は、決して特別な仕事ではありません。仕事の内容からすると本来の看護師の仕事そのもの。しかし、私があえて『医療コーディネーター』と名のらざるをえない背景には、さまざまな医療事情がある」といいます。要するに病院の中には患者・家族が信頼して本音を話せる人もおらず、患者・家族が伝えたいことを言語化することを手伝ってくれる人もいないということです。嵯峨崎が医療コーディネーター活動を始めたのは平成七年。そのときから患者側と医療者側の架け橋となり、両者間に生じるさまざまな隙間を埋めていく活動が始まりました。嵯峨崎のコーディネーター活動には、決まりきった様式があるわけでも、マニュアルがあるわけでもありません。今まで三千件以上の依頼を受けてきましたが、その方法は千差万別。しかし、医療コーディネーターというキーワードで共通して語れることがあるのです。それはきっと方法論ではなく、医療コーディネーターマインドというものだと思います。そのマインドを持ってクライアントに寄り添い、伴走していける人、それが医療コーディネーターなのだと思います。

結局、その人が医療コーディネーターとなり得るかどうかというのは、特定のコーディネーションの方法を習得したかどうかではなく、医療コーディネーターマインドをもち、それに従って動けるかどうかで分かれてくるのです。そういう意味で、医療コーディネーターは「パーソナルブランド」になるのかもしれません。

【参考資料】

●依頼者・紹介経路

医療コーディネーターに持ち込まれる相談の依頼主は患者やその家族、特にがんの患者が多いです。転院、在宅医療の相談もあります。依頼主が医師のこともあります。その背景には勤務医の多忙な労働実態があります。患者に十分説明をしたいと思っていても、患者への説明の時間を取る、理解するまで説明をする、家族を集めてもう一度最初から説明するということはなかなか難しい状況です。医師にしてみれば、医療コーディネーターが間に入ると医師の最小の説明で患者の最大の理解が得られるということになるので、医療コーディネーターに依頼してくる医師の数が増えています。

●相談件数

依頼件数は月平均十〜十五件。相談料は、一時間一万円程度と高めに設定しています。依頼の受付は日本医療コーディネーター協会がしますが、依頼者に医療コーディネーターを紹介した後は、担当医療コーディネーターと依頼者が契約を結ぶという仕組みをとっています。協会は依頼の振り分けのみをしています。個人の医療コーディネーターへの依頼数が未確認のため全体の依頼件数は不明ですが、協会が関係した件数は二千件以上になると思います。一件は、患者や家族を含めて一単位としています。したがって、医療コーディネーターの関わり方によっては依頼者が総勢二十人でも一単位となる場合もあります。顧問看護師というとらえ方をするとわかりやすいと思います。最近はさまざまな相談窓口ができています。そういうものを利用したほうがいい場合と、そういう窓口では解決できない場合もあります。自分の「価値観」にあっ

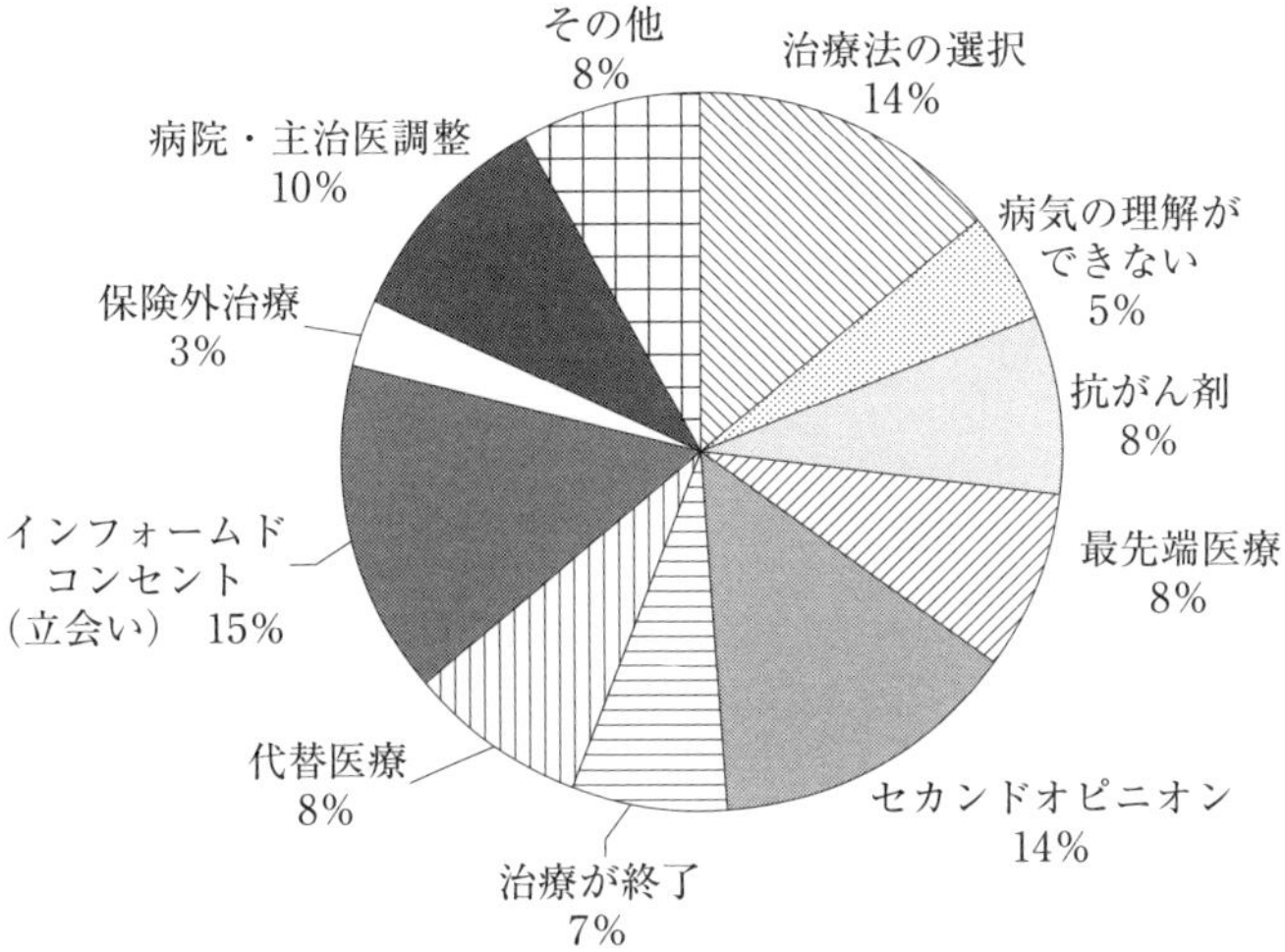

図１　相談内容の内訳

たサービスを上手に利用する必要も出てきています。

●相談内容と対応

協会に来る依頼の七〇パーセント以上ががんに関する相談です。相談内容（図１）は主治医との関係に関する相談が圧倒的に多く、①コミュニケーションが取りづらい、②言っていることを理解してもらえないというものです。もちろん医師の側も同じで、説明しても患者の理解が得られないので間に入ってほしいという相談です。コミュニケーションがうまくいかない場合、医療コーディネーターは患者にまず、対話方法に関してアドバイスをします。具体的には、医師は何をどのように考えているかということを説明し、次にそのような医師にどのような質問をするかということをシミュレーションしておくのです。そうすると、ほとんどの方が一人で解決されます。最近はそのようなアドバイスをすれば終わる相談が増えてきています。

一方、特殊な相談には、がん患者の治療薬についての相談があります。インターネットを通じて情報が自由に入るようになってきたこともあり、「海外でこういう治療をやっているのですが、日本ではできないでしょうか」という相談から、未承認薬情報やその手続きに関する相談がみられます。その他、在宅治療、在宅ケアに関する相談もあります。以前は医療訴訟に関する依頼もありましたが、法的サービスも環境が整ってきたため今は訴訟やトラブルに関する相談はほとんどなくなりました。医療コーディネーターのスタンスは、トラブルになる前の段階に介入することにより、患者・家族が納得できる医療を受けられるように調整するのが役割です。したがって、病気への理解促進、治療法選択のアドバイス、セカンドオピニオンの設定、インフォームド・コンセントへの同席、病院・主治医との関係調整などが主な実務内容になります。

最適解への挑戦──コーディネーションクリニックというスタイル

前項では医療コーディネーターの元祖ともいうべき嵯峨崎泰子の魂を見ていただきました。本項では、嵯峨崎がたどりついたベストプラクティスである、コーディネーションクリニックをご紹介します。嵯峨崎は実践の場での「観察研究」「介入研究」が得意です。その研究成果がベストプラクティスを生み出すのです。コーディネーションクリニックを中継基地にして、専門医との併診、医療コーディネーターが最期まで寄り添う在宅での看取りも可能になりました。嵯峨崎の挑戦は続いています。また後半では、「コーディネーション」を「しくみ」にする挑戦をご紹介します。「医療対話」「相談支援」という形で広がりを見せています。患者の困りごとが深刻になる前に相談支援が受けられる環境が整備され、適切な意思決定支援につながる社会になるといいなと思います。

かかりつけ医機能と最後の受け皿機能

嵯峨崎は、患者が心から望む医療と、現実の医療のすき間を埋める懸け橋となるべく、「医療コーディネーター」という活動をしてきましたが、患者が増えるに従い、行動範囲もいやおうなく広がり、やがてそれは限界へと近づいていきました。限界を乗り越えるための模索を経て、効率のよい医療コーディネーションの提供方法にたどり着きます。それは診療所でした。それまでの嵯峨崎は、まず、電話か紹介により患者からの依頼を受け、先方へ出向き事情を聴き、対策を考え、提案し、行動に移しながら、一つ一つの課題を可能な限り解決していきました。患者・家族が希望する治療が受けられる医療機関、緩和ケアのできる病院、嵯峨崎自身は情報をもっていても、それらの希望に対してすぐ対応してくれるところを、しかも現地で探すことはかなりの困難と労力を必要としました。患者が現在医療を受けている病院と、転院を希望している先の病院を何度も往復しなければならないこともありました。この状態、もしくはこれ以上の状況に対応するための「ホームグラウンドがほしい」、嵯峨崎はそう考えていました。それには、医療についての考えや治療法に対しての価値観が同じで、協力体制のとれるパートナードクターとの出会いが必要でした。

その頃、ちょうど今でいう患者支援・多職種連携の草分け的存在の勉強会で仲間だった、今のパートナードクターに出会い、一緒にコーディネーションクリニックを始動しました。コーディネーションクリニックといっても、見た目もサービスメニューも、普通の「町医者」です。しかし、小規模多機能、オーダーメイド医療、きめ細やかなサービスで、患者が驚くほど「使い勝手のいい」クリニックになっています。今や町医者機能を求めてやってくる患者数は一日約二百名。その他に医療コーディネーターに相談に来た患者への専門医紹介、診察同行、在宅医療なども行っています。「われは心より医師を助け、わが手に託されたる人々の幸のために身を捧げん」は嵯峨崎が大事にしている言葉で、ナイチンゲール誓詞の最後の一文です。この言葉を具現化したのが、コーディネーションクリニックと言えます。

❶ かかりつけ医機能

コーディネーションクリニックは実は「かかりつけ医」機能そのもの。しかも医師一人ではなく、クリニックスタッフ全員で「かかりつけ医機能」を提供するクリニックです。今、患者が求めているのは自分や家族の命・希望を託せる、かかりつけ医です。理想の「かかりつけ医」は患者・家族が強い信頼を寄せることができる医師です。患者・家族の生活や人生まで見え、診察だけでなくふだんの健康管理、総合的なケアをしてくれる医師です。信頼できる「かかりつけ医」をもつことによって、家族を含めた健康管理、病気の予防、病気の早期発見と治療、医療連携、入院中・在宅での看取りまで、多岐にわたる医療を享受することができます。しかし、医師一人で「かかりつけ医」を担うのは大変です。患者数が多ければ、医師は優先順位の高い、診断治療に専念することが必要で、日常生活の悩みを聞いて指導をしたり、ありとあらゆる説明を自分ですることは不可能です。町医者が患者の求める「かかりつけ医」になるには、「かかりつけ医機能」をクリニック全体で提供していく必要があるのです。

嵯峨崎のいるコーディネーションクリニックは、待ち時間が二時間になることも多々あります。しかし満足度は高いのです。なぜでしょうか。日本では患者の医師への期待が非常に高い。そして患者・家族からの苦情が最も多いのも対医師です。その苦情の内容は、医師が「自分のことをわかってくれない」「ゆっくり話を聞いてくれない」「親身になってくれない」というものです。そう、患者は「共感」を望んでいるのです。しかし医師は、本当にそこに重点を置く必要があるのでしょうか？　ゆっくり親身になって話を聞いてくれれば頼れる医師なのでしょうか？　医師の仕事は「適切な診断と治療」です。それを行うためには、聞くべきことは聞いて、自分の下した診断を患者に説明することにのみ専念したほうがいいのです。その溝を埋めるのが、医療コーディネーターです。

コーディネーションクリニックでは、「よく話を聞いてくれる」「わかってもらえた」など、「共感」してもらえたことの満足感が待ち時間の負担を上回っています。ただし、医師の行っていることは「診断と治療」のみ。医師が一人一人の患者に時間をかけて丁寧に対応しているわけではありません。診察室に入ったと思ったら「もう出てきたの？」と、待合室にいるほかの患者が目を丸くするほどの速さで終わることもあります。実は「共感し合えた相手」は、医師ではなく、医療コーディネーターなのです。診察室に入る前には、患者がつまずきそうなことを事前に取りのぞき、「医師の診断と治療方針」を正確に聞き取ってこられるように心の地ならしをします。それは具体的には、患者の情報を整理し、質問事項をまとめておくことであったり、変化したことや困ったことを聞き出すことであったり、感情の揺れがあれば感情の整理をすることです。診察が終われば、医師の話を「どのように」「どこまで」理解しているのか、向き合う準備はできそうなのか、困ったときにはどうすればいいかの確認をします。結果、医師は最短の時間で的確な診断と治療に集中することができ、患者の満足度は高いという好循環を生み出すことができているのです。患者は「医師だけに共感してもらいたい」のでなく、「医師にも共感してもらいたい」。そこを医療コーディネーターがうまくつないでいるのです。

医療コーディネーターがなぜそのようなきめ細かい対応ができるかというと、患者がクリニックに入ってから出るまで全体のマネジメントをしているからです。クリニックに来た患者の症状や状態をトリアージし、診察のタイミングを見極めます。つまり待てるのか、待てないのか、といった緊急度の判断、今日の診察がいいのか、次回の診察まで待てるのか、患者の希望は何か、などを把握します。そして待つにしろ、次回に出直してくるにしろ、患者に納得してもらうように説明をしていきます。オーダーメイドという発想は、治療だけに当てはまるのではありません。一人一人の患者の背景は違うので、クリニックに入ってから出るまでの全過程にオーダーメイドが可能なのです。いずれにしても、かかりつけ医機能を提供するには、患者・家族が医師を信頼できるように全スタッフが注力すること。そしてその信頼関係を軸に、コーディネーターが健康管理、病気の予防、病気の早期発見と治療、医療連携、入院中・在宅での看取りなどのそれぞれのステージで必要な情報を患者・家族から集め、医師に伝え、医師が出した方針に沿ってケアを行うのです。それが、患者・家族が安心して命を託すことができる「かかりつけ医」の姿であり、コーディネーションクリニックのさまざまな試行錯誤で明らかになったことです。

❷ 最後の受け皿機能

嵯峨崎のコーディネーションクリニックには月に数人、故・金子哲雄さんのときと同じように、クリニックの裏口から入り、二階の面談室に上がってくる患者や家族がいます。それは医療コーディネーターに相談に来る方たちです。医療コーディネーターが話を聞いた後、クリニックの医師が診察をし、次の病院につながっていった患者、最後の受け皿として引き受けた患者たちがたくさんいます。ある患者は、医師の診察を受けて専門医への紹介状を受け取って帰りました。その方は、四十代になりたての頭頸部がんの末期の男性でした。彼は統合失調症をもっており、専門病院での頭頸部がんに対する治療を望んでいましたが、たらいまわしになり治療を受けられませんでした。いとこに連れられて医療コーディネーターに相談にやってきたときには病状はすでに進行しており、専門病院での治療は叶いませんでした。医療コーディネーターが話を聞いたあと、医師が診察をして、彼の自宅近くの在宅支援病院の医師に緩和ケアを託す紹介状を書き、その医師のもとで静かに亡くなりました。

また、ある患者は、卵巣がんでした。気丈で、弱音を吐かない五十代の女性でした。

「末期である」という判断で、どこの病院からも治療をしてもらえずにいました。治療法がないと言われたときは元気で体力もありました。娘さんとご主人にとっては、大切な母であり妻。その二人のために「生きたい」と思っていたのでしょう。医療コーディネーターに相談をした後、やはり医師の診察があり、抗がん剤治療が開始されました。自宅が遠く、二時間かけての通院です。それでも数年通院治療を続け、がんと闘い続け、亡くなる前日まで自立して生活し、母と妻の役割を果たしていました。亡くなる前日に突然死に近い形でこん睡状態になり、自宅近くの病院で亡くなられました。生きたいと思う気持ち、そこに協力してくれる人をみつけ希望をつなげたときの人の強さを、私たちは教わりました。「生きたい」という気持ちを受け止め、協力してくれる医療者との出会いは、患者の希望にもなるのだと。その方は、通院している間、弱音は一度も吐かず、医師から時に厳しい病状の告知を受けても、そこから逃げず直視して、向き合いました。

もう一人の患者さんも卵巣がんでした。やはり五十代の女性。お姉さんに連れられてクリニックの裏口から面談室にやってきました。患者本人は、抗がん剤治療の直後で具合が良くなかったせいもありますが、無言。対照的に、お姉さんが治療の経過、医師との関係、今後の方向性、希望について立て板に水のごとく話をしていました。話を聞いていくうちに、「本人は何も決めてこなかった」「いつもお姉さんが代わりに決めてきた」という状況が見えてきました。病状は卵巣二つともがんに侵され、一つは手術で取り、もう一つは残っていました。その卵巣に対し抗がん剤治療を行った直後でした。今回の相談では、お姉さんは早く手術をさせたいと考えていましたが、本人は無言。それもそのはず、本人には治療を続ける体力がありません。体力が回復するまで待つということになりました。この方の家がクリニックから近かったこともあり、医療コーディネーターの相談からクリニックの訪問看護へ切り替え、かかわりを持ちつづけました。その後、「治療を継続するかどうか」、「姉の勧める補完的治療を受けるかどうか」、「緩和ケア病棟に入るかどうか」、次々と大きな決定を迫られましたが、その方は、お姉さんに選んでもらうことなく、自分で選び決めることができました。そして、その結果を引き受けることができました。本人が決められる環境があれば、人は必ず自分で決めることができる、やはりその方が教えてくれたことです。

医療機関は多くありますが、「最後の受け皿」になれるところは意外に多くないのかもしれません。最後の受け皿と言っても大げさなものではありません。「ここに行けばなんとかなるかもしれない」「この人に診てもらいたい」と患者や家族が思えるところなのだと思うのです。そこでは患者・家族は希望を伝えることができ、患者の希望に協力してくれる人がいる。「駆け込み寺的存在」がコーディネーションクリニックのもう一つの顔です。最終的な受け皿があることで、患者・家族は自分の力で生きていけるのかもしれない、そんな風に感じています。

コーディネーションを仕組みにする

日本医療コーディネーター協会が大事にしてきたことは「寄り添い＝冷静な第三者」としてのかかわりです。協会の活動は、医療コーディネーターはもちろん、医師、医療関係者、ビジネスマン、研究者、そして患者・家族の方々の「想い」に支えられてきました。多くの活動がそうであるように、ベストプラクティスはやがて、社会のしくみとして制度化されていきます。「コーディネーション」もその対象になってきました。コーディネーションはこれから「医療対話」「相談支援」「意思決定支援」「合意形成」というそれぞれの形で研究され、教育され、業務化され、システム化されていきます。現に、今の社会的な課題である「地域包括ケア」構想の中には「コーディネーション」という概念が組み込まれています。「ヒト・モノ・カネ」の枠組みで「コーディネーション」を考え、制度化されていく時代になります。協会はこれからも、今まで通り「想い」を大切にしてベストプラクティスを生み出し続ける存在であり、「コーディネーション」の制度化は別の方たちの手に託されていきます。そういう時代だからこそ、協会は理念を大切にし、あるべき姿を発信し続けたいと考えています。ここでは、協会が関わった「しくみ」を通して、課題を見ていきたいと思います。一つは医療対話推進者の養成、もう一つは在宅医療コーディネーターの養成です。どちらも病院や地域の中で「医療コーディネーション」機能を目指しているしくみです。特に医療対話推進者は、病院にある相談支援の機能として制度化され、診療報酬もついて急速に拡大しています。

❶ 葛藤を一緒に抱える相談支援というしくみ

二〇一三年、国が医療に関わる相談支援の重要性を認識し、病院の相談窓口に対し診療報酬をつけるようになりました（患者サポート体制充実加算）。それまで、病院の相談支援というものはやってもやらなくてもどちらでもいいものでした。つまり、やりたい人や必要性に気づいた人が自主的にやっていた支援でした。それがこれからは、病院の相談窓口には「医療対話」の研修を積んだ人が配置され、患者・家族の困りごとに早く気づき、支援につなげるという機能が期待されています（図２）。病院の相談窓口は医療対話の場としてスタートを切ったのです。「医療対話とは何か」を掘り下げながら、患者・家族と医療者の溝を埋めるべく、医療機関が手探りの取り組みを始めました。それは医療コーディネーターがずっと追求してきた世界でもあります。医療コーディネーターが行ってきたことが、相談支援という仕組みになると、機能が分業化され、階層化され、標準化され、システムとして提供されます。医療対話

医療対話 推進者	【コメディカルの観点】 院内調整の負担軽減	【医師の観点】 診療行為に専念できる
【患者・家族の観点】 親しみやすい肩書	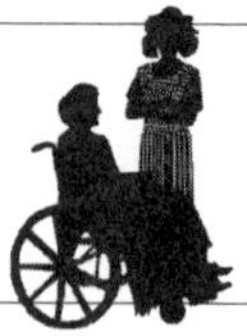	【医療安全管理者の観点】 医療安全対策の質向上
【医療業界の観点】 サービスの見える化	【社会的な観点】 相談窓口の明確化	【病院経営の観点】 早期介入体制の構築

図２　医療対話推進者配置の７つのメリット

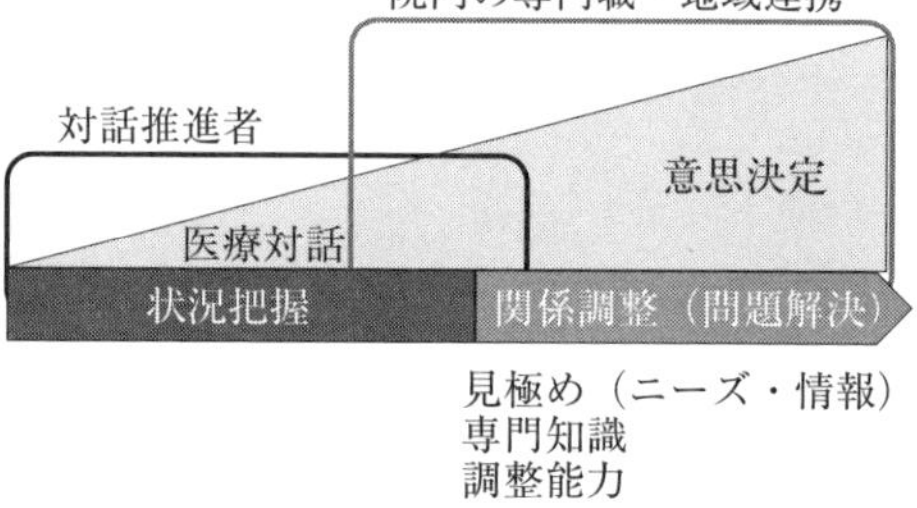

図３　相談支援の全体像

推進者は相談支援の中の初期対応を担うイメージ（図3）です。つまり、相談者の最初の対面者であり、一次対応以上の支援が必要になったら適切な専門職へつなぐ役割です。次の項でも紹介していますが、実は相談時の「最初の対面」は相談支援の中で一番重要な場面でもあります。

ここに関わる人たちが「業務」として相談支援の一部を引き受けていくときに大きな壁になるのが「葛藤」です。一つは、相談者がもつ葛藤、そしてもう一つは自分自身の葛藤、という二つの「葛藤」に向き合うということです。相談に来る人たちは、怒っていようが、泣いていようが、何かに困っている人たちで、何かの葛藤をもっている人たちです。困りごとは大きなものから小さなものまであり、決めないといけないことがあるときにはさらに大きな葛藤をもっていることが多いのです。患者は病気になる前には、自分の暮らしをしています。暮らしの中で、自分の価値基準をもち、自分で取捨選択をし、人生を積み重ねてきた方々です。その方たちが病気になると何が起こるでしょうか。大きな病気になるということは、患者だけでなく、家族の価値観が、根底から崩れ落ちることを意味します。自分を支えてきた価値観も人間関係も大きく揺らぎます。この葛藤が、患者・家族を苦しめます。病気と向き合うだけでも精いっぱいの中、その葛藤を乗り越え、新しい価値を見つけられる人はどのくらいいるでしょうか。前向きに価値を探そうとしても、新しい価値に巡り合う前に、「現実」が襲いかかります。「仕事はどうするのか」、「お金はどうするのか」、「子供はどうするのか」、「介護はどうするのか」、問題は束になってやってきます。また、死を突き付けられた患者が、「残された時間をどのように生きるのか」、生きる意味や生きる価値を、死と向き合いながら見いだしていくことはたやすいことではありません。頼りになるとあてにしていた医療者たちは、「何を優先して生きるのがこの患者にとって幸せなのか」への問いに答えは持ち合わせていません。その答えを医療者に求めるのではなく、患者・家族が自分の中に問いただしていく作業が必要になってくるのです。自分でしか答えが出せない問題に直面し、葛藤を抱えた患者・家族が最初にたどり着くであろう場所は、医療機関の相談室。つまり医療対話推進者たちになります。

一方、相談を受ける医療対話推進者も多くの葛藤を抱えることになります。相談をしてくる患者・家族の価値観が自分の価値観と異なる場合、患者・家族が病院や医師に対して大きな不信感を抱えている場合、病院でできることが限られており何もしてあげられないと感じる場合などです。例えば、「どこまで治療をするか」という相談で自分の価値観と相談者の価値観が違っていればそこには葛藤が生じてくるのです。また、「こうしてあげたい」と思っても所属している組織の方針上、社会の制度上、患者・家族に自分の想いと違うことを伝えなければならない場面もあります。その葛藤も大きいものです。医療コーディネーション講座を受講する方たちはほぼ百パーセントこの葛藤を抱えています。「割り切れば楽になる」それもわかっているのです。そういう葛藤を抱えている人たちの周りには、少なからず「割り切った人」たちがいます。決まっているルールをあてはめ、悩むこともせず、「業務だから」と切り捨てるように相談を処理していく人たち。「相談支援」を制度化していくときに、「割り切るか」「葛藤と向き合うか」のバランスが大切です。「割り切る」だけの相談なら、ないのと同じです。かといって「葛藤」ととことん向き合っていくと多くの相談は受けられません。「割り切るか」「葛藤と向き合うか」、この問題を相談員個人に押し付けていいのでしょうか。これから先、この相談支援という仕組みがどのくらい患者や家族を支えていくことができるか、それはこの「葛藤」をどのように考えていくか、にかかっていると思います。相談支援という仕組みには、相談者の葛藤、相談員の葛藤という課題があるということを、お伝えしておきたいと思います。

ちなみに本協会では、認定医療コーディネーターの役割として「患者・家族の葛藤を一緒に背負う」「自分自身の葛藤と向き合う」というメッセージを送っています。それは、協会がベストプラクティスを目指しているからであり、「想い」がある人たちの使命でもあるからです。その想いをもった人たちが少数でも存在すれば、「この世の中のどこかに、自分の葛藤を一緒に背負ってくれる人がいる」と患者・家族が思うことができます。

❷「連携」を機能させるしくみ

在宅で認知症のお父さんを抱えている五十代の娘さんが相談にきました。「父の主治医がよくない」と言うのです。理由は、話を聞いてくれない、薬が合わない、治療が悪いというものでした。ところが、その話には頻繁に「ケアマネージャーさんがそう言った」という言葉が出てくるのです。そして最後には「ケアマネージャーさんと相談して薬を飲むのをやめさせた」という話まで出てきました。娘さんは主治医としっかり話をして、医師の方針、父親の状態、自分の関わりを客観的に理解せずに、自分に嫌なことは言わないケアマネージャーの言葉を信じて取り入れてしまっているケースです。

別の例では、七十五歳の妻を介護している八十歳のご主人とケアマネージャーがところどころぶつかっていました。そのご主人は自分で考え、観察し、分析し、その判断をケアスタッフに伝えていくタイプの方でした。医師も訪問看護師もそのご主人の判断基準は信頼に値するものであり、尊重するものだと考えていました。しかし、そのご主人の判断基準をめぐってケアマネージャーがことを荒立てました。「ご主人基準でケアスタッフが困っている」というのです。そのご主人は奥様がリハビリやショートステイ目的で入った入所先の対応への不満や肺炎で入院した入院先の対応に不満をもっていました。そして、連携先の批判や不満をケアマネージャーに言っていました。ケアマネージャーは自分が責められているように感じたのだと思います。辛くなったためでしょうか、ご主人の希望や基準を「勝手な判断」「思い込み」と批判し、判断基準の正当性をめぐってぶつかるようになりました。訪問看護師、医療コーディネーターとして関わっていた私は、ケアマネージャーに悪役を引き受けてもらうようお願いをしました。そしてそのケアマネージャーを私たちケアスタッフ全員が支えるという構造にしました。ケアマネージャーのしていることは、正しいことでした。それを否定されることはとても苦しいことです。当然、「自分の正当性をわかってもらいたい」という気持ちが先行します。しかし、悪役を敢えてやってくださいとお願いしたのです。八十歳のご主人はたった一人で奥様を介護しており、その奥様ももうすぐ亡くなろうとしている。入所先で思い通りにならなかった医療ケアへの後悔を誰かのせいにすることで、かろうじて自分を保とうとしているのだということ、そしてその矛先をケアマネージャーにしているのだということを伝えました。

以上二つのケースは頻繁にあちらこちらで発生している出来事です。在宅医療連携の非常に大きな問題です。つまりさまざまな人のこだわりで、適切な方針が歪んでいくという問題です。連携は「顔が見えていればうまくいく」と言うほど単純でもなく、きれいごとではありません。患者に対して悪者を演じなければならないときもあれば、ケアチームの人間関係が対等になってはいけない場面もあるのです。つまり、支えるケアチームメンバーには、適度な距離と緊張関係が必要なのです。「コミュニケーションがとりやすい」とか「友達感覚」というのは、時に危険です。今後、在宅医療連携が効果的に機能するには、各関係者が「医師の方針」を正しく理解し、その方針に沿って自分の仕事をしていくことが必要だと思います。それはもちろん、方針を聞いていればいいという意味ではありません。医師の方針に疑問があればきちんと説明を求めたり、医師が判断するのに必要な情報を集約させたりすることが求められます。時に議論していくこともあるでしょう。そうして、ケアチーム全員が医師の方針を信頼し、ケアを提供していくという構造が大切です。

医療連携に大切なのは患者・家族が医師を信頼できるよう、ケアチームが協力していくという体制であり、それには医師が監督者の位置にいてもらうことが不可欠です。つまり適正な権威勾配を作るのです。方針の出せない医師、治療方針にケアスタッフの情報を活かせない医師、コミュニケーションに走り自分の世界に浸る医師はまず、その医師に監督者の位置に座ってもらうよう、医療コーディネーターが働きかけをします。在宅医療連携における医療コーディネーターの役割は、患者・家族、ケアスタッフが医師の方針を信頼してケアができるような構造と関係性を作ることです。それによってケアチームが安定し、患者・家族の療養生活が安定するのだと考えています。もちろん、監督者である医師が出す方針は、患者・家族、ケアスタッフからの十分な証拠があって決定される方針になるよう、流れる情報の質を管理することも役割です。

日本医療コーディネーター協会では、東京都豊島区と協働して「豊島区在宅医療コーディネーター」の養成をしてきました。主にケアマネージャーが医療と介護の連携に主体的に取り組んでいけるような、「知識」「技術」「態度」を学んでいく講座です。この講座を通して、まずはケア提供の構造を作ること、そしてその構造が機能するには何が必要か、といった思考をケアマネージャーに持ってもらいたい、と考えています。その講座には、豊島区から助成金が出たので、ケアマネージャーたちは無料で研修を受けることができます。もちろん、その研修修了者が医療コーディネーターとして活動していくための枠組みや評価方法の確立など、さまざまな課題があります。しかし、いち早くコーディネーションに目をつけて「ヒト」の準備を始めた豊島区は、なかなか魅力的な区だと思います。地域包括ケアの方針を打ち出した国も、多くの人が関わる地域包括ケアを機能させるために、「コーディネーション」という機能に注目し制度化を視野に入れてきました。「ヒト・モノ・カネ」のヒトの部分とカネの部分が動き始めました。同時にそれをアシストするツール（モノ）も導入され始めました。医療コーディネーションをどのように実現するか、今後、さまざまな社会実験が展開されるのだと思います。その成果を楽しみにしたいと思います。

医療コーディネーター養成講座の秘密

前項では医療コーディネーターの挑戦を見ていただきました。今度は皆さんが挑戦者になる番です。医療コーディネーターの養成講座は現在十期まで行われました。医療コーディネーターになりたい、医療コーディネーションに関心がある、そういう人のために始めた講座です。この本を読んでくださっている人たちはきっと医療コーディネーターに興味のある方たちだと思います。本項では協会がどのような考えで講座を開いているのか、その講座で何を教えているのか、などをご紹介します。この講座の魅力は、本物の意思決定支援を知ることができることです。本講座を受講される方は経験もあり、知識もある方たちです。たくさんの研修・講座に出席し、勉強しつくしているといっても過言ではありません。その方たちが本物の意思決定支援に触れ、患者・家族に寄り添うということの「喜び」や「価値」を再確認していくのです。講座では学問体系にこだわらず、患者が必要としていることを形にしていく実践力をつけることを目指しています。

養成講座の成り立ち

嵯峨崎が二十年前に最初のコーディネーションを行ったとき、彼女は「患者の意思決定に関わる問題は、病院にいる看護師では解決できないことがたくさんあり、また病院の中だからこそ看護師の立場上、医師に言えないこともたくさんある。中立の立場にいるからこそできる支援もある」という思いに至ったといいます。そして医療コーディネーターの活動を積極的に行うようになりました。依頼は年々増え、とうとう彼女一人では依頼を受けきれなくなりました。そこで、仲間の看護師と一緒に、二〇〇三年に日本医療コーディネーター協会を立ち上げました。

協会が立ち上がると、医療コーディネーターの養成コース設置への希望が多く、二〇〇四年から医療コーディネーターの養成を始めることになりました。当初は医療コーディネーターの養成を基礎講座と養成講座に分けて行っており、基礎講座は座学で、知識やスキルの習得の場に、基礎講座の修了者が養成講座に進み、ＯＪＴ、事例検討を経て認定に至っていました。二〇一一年からは基礎講座と養成講座を一つにまとめ、「医療コーディネーション講座」という名称に変えました。そして、医療コーディネーション講座の修了者で認定医療コーディネーターの登録を希望された方を医療コーディネーターとして認定するように変わりました。

受講者に求める条件も、講座開設当初は、基本的には看護師、現場臨床経験五年以上、医療関係の業務を含めて合計十年以上、年齢は三十歳以上としてきました。現在は、医療コーディネーションのレベルにさまざまなものが求められているので、医療コーディネーションに興味のある方すべてが受けられるように変わりました。これらの変化には理由があります。それは、医療の機能分化、集約化が起こり、一つの医療機関で完結した治療・療養が受けられなくなってきたこと、高齢化社会になり、地域包括ケアの中で医療と介護の連携が必要になってきたことが背景にあります。つまり、あちらこちらに今まで以上に溝ができ、さまざまな形のコーディネーションが必要になったためです。

実際に最近の医療コーディネーション講座には、看護師だけでなく薬剤師、介護支援専門員、社会福祉士などほかの職種の方も熱心に参加いただくようになりました。今後は今以上に、多くの方に医療コーディネーターのマインドやスキルを学んでいただき、多様なコーディネーションができる人材を送り出したいと考えています。

また、医療コーディネーションが普及し始めたのを受けて、二〇一三年に認定医療コーディネーターを登録制にしました。医療コーディネーション講座だけで伝えられることはわずかだからです。登録制にすることによって、継続的に事例検討や振り返り、スキルアップしていくことが可能になりました。現在の認定医療コーディネーターは約七十名(二〇一三年三月現在)。社会で求められている医療コーディネーションがさまざまなレベルになったことで、今後はさまざまな認定医療コーディネーターが登場してくることになります。

❶ 受講生の特徴と広がり

二〇〇四年に、医療コーディネーターの養成講座を始めるにあたり、嵯峨﨑が考えたことは、次のようなことでした。「医療コーディネーターは人生経験がものを言う仕事。さまざまなことに想像力を働かせないと人の気持ちというのはなかなか汲み取れない。そのため、医療コーディネーターになるには経験を重視する必要がある。知識だけが頼りという人はコーディネーターには向かない」。これは、医療コーディネーションにさまざまなレベルが求められるようになった現在でも変わりません。実際、医療コーディネーターに興味をもって受講する人は四十歳以上の人たちが多いようです。そして、受講者の特徴は、ご自身が病気の経験がある方や、家族や患者の支えになってきた方、画一的な医療看護を提供している病院・施設の中で戦ってこられた方々が多いことです。非常に志が高く、闘志があるのです。自分を突き動かす体験をお持ちの方たちだからこそ、医療コーディネーターへの想い入れや必要性を感じておられるのだと思います。

中には患者体験者や家族が受講しています。なぜ受け入れているかというと患者の身近にいる人たちへの課題があるからです。実際に患者を支える周りの人たちが、患者の意思決定を妨げることがしばしば起こっています。もちろん、医療職にしかできない意思決定支援はあります。しかし、病気になった人をどのように支えていくのか、その態度、姿勢については誰もがもっていていい考え方であり、技術でもあります。そのため、本協会は医療コーディネーションの考え方が一般の方にまで浸透することを願っているのです。人が病気になったときに、身近にいる人（家族や友人）の一言が大きな影響を与えます。時には医療者の意見や助言が耳に入らなくなるくらい、強烈な影響があるときもあります。多くの人にもっと医療コーディネーターのマインドをもっていただきたいと思うのは、患者の最もそばにいる人こそ、冷静な第三者に徹し、ゆらぐ患者を見守り、支えていく人であってほしいからです。家族といえども決して本人の代わりに決めてはいけません。自分のいいと思う方に誘導してもいけません。患者本人が決めることを支援する力は誰もがもっていていい力なのです。周りにいる人こそ、ずっとその患者とかかわりを持ち続ける人だからこそ、影響を与える一言を言うのではなく、患者が冷静に客観的に自分の体・状況を見て、治療法や療養を選べる状態になるように支えてあげることが大切なのです。一緒になって医療者を批判したり、患者の不安をあおることではなく、患者の不安を傾聴しながら、患者にとって適切な医療を受けられるような環境の一部になれるのは、実は医療者だけではなく、患者を支える身近な人たちでもあるのです。

医療コーディネーターを作る

医療コーディネーターは意思決定支援のプロであり、その決定したことを実現させるための合意形成の力量も問われます。医療コーディネーターに必要な力は①対話力、②知識、③意思力、の3つです。医療コーディネーション講座もこの三つを中心に組み立てられています。

❶ 対話力

医療コーディネーターを作る最初の要素は対話力です。これは「スキル」と位置づけ、訓練によって向上できると考えています。「あいづち」「要約」「リフレーミング」

など基本的なコミュニケーションスキルはもちろんトレーニングしますが、一番大切にしているのは「MC（Medical Coordinator）ダイアログ」です。医療コーディネーション講座の中では、ロールプレイや演習を通して使いこなせるようになることを目指しています。ここでは、MCダイアログについて紹介します。

●MC（Medical Coordinator）ダイアログ

劇作家、平田オリザさんの著書『わかりあえないことから―コミュニケーション能力とは何か』（講談社新書、二〇一二年）の中に、「対話は、相手を理解していないという前提から始める」と書いてあります。そこには、「対話は難しい」、「対話ができるようになるにはトレーニングが必要である」という認識があるのです。本協会もまったく同じ認識です。講義の中で「対話」という言葉を使うと、単に「話をする」、「話を続ける」と思っている人は「私はできている」「私はやっている」という認識が邪魔をして対話まで行き着きません。そこで対話はスキルであり、トレーニングが必要という新たな認識をもってもらうために、協会では「ダイアログ」という言葉を使っています。特に「ＭＣダイアログ」として、「自らの仮説を保留してオープンに語り合い、深い探求や洞察を経て、新しい意味や価値が関係者のなかに生み出される話し合いの方法」と定義づけています。ダイアログというのはギリシャ語のディア・ロゴスが語源で、「意味が自由に流れる」という状態を示しているそうです。ダイアログは一九九〇年代に企業・組織を中心に「探求するプロセス」として組織改革などに使われ、さまざまな人が自分の立場を超えて共に考えていくコミュニケーション手法として発展しています。

一般的に、看護師、介護士、社会福祉士といった「援助職」は、対象に必要な援助内容を考えるための思考の枠組みをもっています。それは、まず「対象の理解」、そしてそれぞれの専門的な視点から対象の抱えている問題を「アセスメント」（評価）し、援助内容を決定するという思考です。それは問題解決の思考過程であり、焦点は対象者の抱える「問題点」になります。しかし、その思考が対話を妨げていると感じるときがあります。一方、ＭＣダイアログはお互いの背景や想いを理解し合い、共に考え、文脈を共有していくのです。言ってみれば患者・家族の世界を知ることなのです。ダイアログの実際は、以下のルール（表）に示されているように、自分の考えを保留するということを徹底して相手の言葉の背景にあることを探求していくのです。相手の話を聴きながら「深堀の質問」によって、本人の深部にある関心や感情にせまったり、自分や相手のもっている思考枠組みにゆさぶりをかけたりします。その過程で、患者の実像や患者も気づいていない自分に出会ったり、新しい視座を得たりしていくのです。

例えば、図4にあるように、患者が「良い病院を紹介してほしい」と依頼してきたとします。その言葉の背景には、さまざまな事実、出来事、気持ち、想い、解釈があります。MCダイアログは、「良い病院」という回答を差し出すことではなく、この患者がこの言葉を発した背景を聴いていきます。患者が、なぜ自分が良い病院を知りたいのか、整理できていることはあまり多くありません。むしろ、自分自身の感情や考えに気づいていないことが多いのです。それらの言葉になっていない考え、感情を掘り起こし、こちらが「言葉」にして相手に返していきます。医療コーディネーション講座でのMCダイアログの演習を見ていると、意外にこれが難しいようです。問診票のようなチェックリストになった質問事項を問いかけて「アセスメント」することに慣れているためか、患者の中にある言葉にならないものを引き出す「深堀の質問」が出てこないのです。演習のロールプレイの場面です。「〝胃がんについて知りたい〟という患者とどのようなダイアログをしていきますか？」という設定で、実に多くの受講生が、胃がんの説明をしだしました。

患者が「なぜ」胃がんのことを知りたいのだろう？　胃がんのどのようなことを聴きたいのだろう？　「深堀の質問」をするには、たくさんのトレーニングが必要だと思います。今まで慣れ親しんだ問題解決思考の問いかけを横において、患者と対話をするという姿勢が大切です。

MCダイアログの難しいところはもう一つあります。質問力とも言えるのですが、

表　MCダイアログのルール

①相手の立場を尊重し、敬意を払って接する
②医療者としての立場・考え方にこだわらない
③自分の意見の背景を明らかにする
・医学的な解釈としては
・一般的、社会通念的には
・個人的には
④相手の意見の背景を理解しようとする
・自分の仮説を保留して相手の話を聴く
・相手の発言の背景を把握し理解する
・相手の話の善し悪しをジャッジするように聞くのではなく、探究する姿勢で聴く
・断定的な言い方をしない
⑤自由に発言できる場をつくる

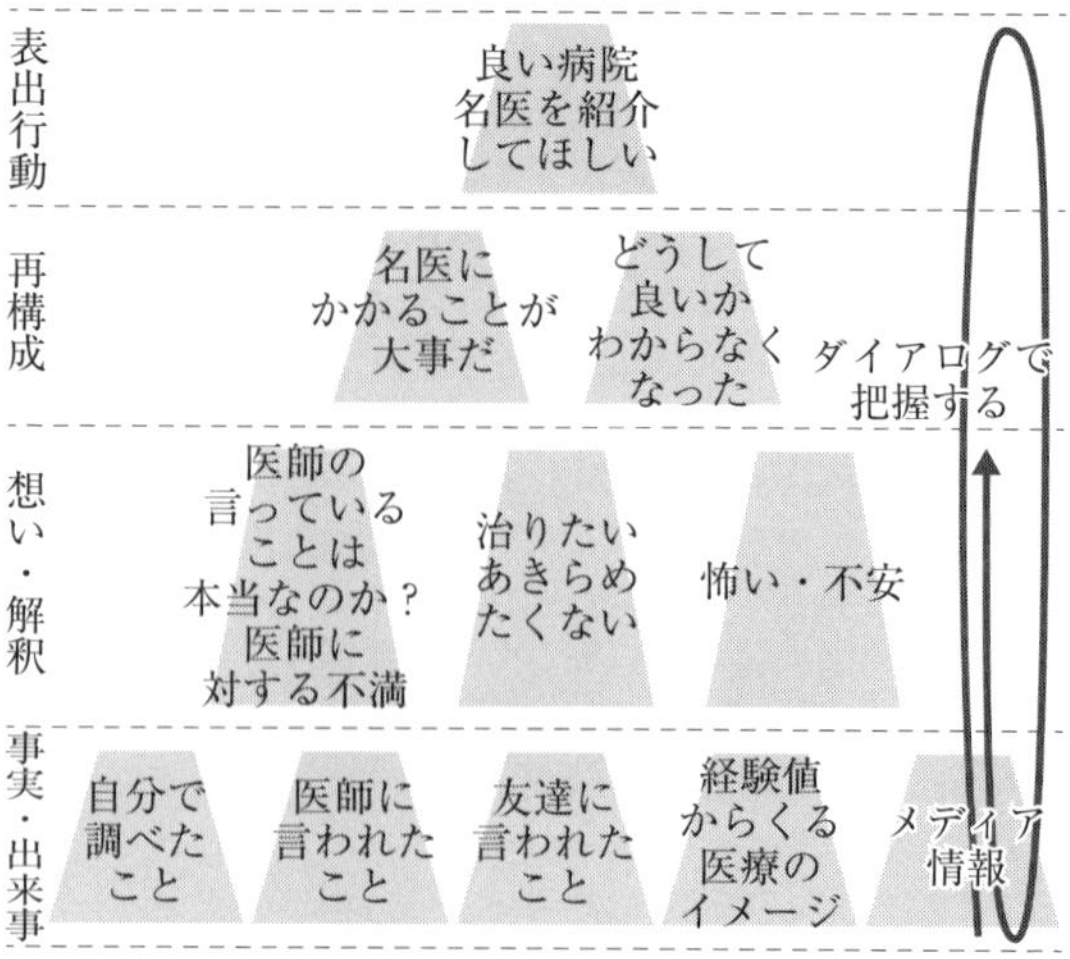

図４　ダイアログのイメージ―言葉の背景にあるさまざまな事象を探求する―

医療コーディネーターはさまざまな立場の人の思考に基づいた質問をする必要があります。なぜなら、患者と医療者の間にあるギャップを埋めていかなければならないからです。相手の立場に立った思考ができなければ、関係調整はできません。医師だったら何をどう考えるか、病院の看護師は何をどう考えるか、患者の家族はどう考えるか、相談室の担当者はどう考えるか、患者に関わる多くの関係者を想定して、その人たちが考えていることを踏まえて、選択肢を提示していく必要があります。患者の希望を実現していくときにぶつかるであろう医療職の思考を、あらかじめ患者にダイアログの中でぶつけてみることは、患者にとっても診察場面、入院場面で自分の希望を伝える練習になります。

ダイアログはどこでもいつでも誰とでもできます。どのような場面でも使えるように日々取り組んでいくことが大事ですが、慣れていくと自分の癖も出てきます。時には自分のダイアログのレベルを確認するためにほかの医療コーディネーターからスーパーバイズを受けながらレベルを上げていくことが必要です。ダイアログの上手な人と話をしていると、「すっきり」した感じになると思います。それは「わかってもらえた」「聞いてもらえた」という実感によるものです。「そうそう、そうなの」、まるでジグソーパズルがどんどんでき上がっていく、もやもやした想いが明確になっていくような、そんな快感があるものです。「あなたに会えてよかった」そう患者に思ってもらうためには、ダイアログは必須のスキルになります。

❷ 知識

医療コーディネーションに必要な知識はさまざまありますが、講座で大切にしている「知識」は医療コーディネーターの思考と最先端の医療、制度の知識です。一般的な「患者の理解」や「病気の知識」などの知識は自分で学ぶチャンスはいくらでもあります。そのような知識には時間を割かず、ほかでは得られにくい知識を選んで提供しています。医療コーディネーション講座の魅力の一つでもあるのは、最先端の医療知識に触れる機会を提供していることです。医療介護の最前線にいる受講者たちは、最先端の医療知識に触れる機会がなかなかありません。毎日の業務を完遂することの方がずっと大切だからです。協会は、患者の身近でケアをしている人たちにこそ、最先端の医療の状況を伝える機会を作るべきだと考えています。聴いてみたい方はぜひ、医療コーディネーション講座に参加してください。

●コーディネーション・プロセス

ここでは、医療コーディネーターの思考をご紹介します。一つはプロセス、もう一つは仮説思考です。協会に依頼のあった相談事例を分析してみると、医療コーディネーションには「プロセス」があることがわかりました。それをコーディネーション・

プロセス（図５）と呼んでいます。コーディネーション・プロセスは意思決定支援のプロセスでもあり、七ステップに分かれています。始まりは「関心を持つ」。このステップ一はコーディネーションの始まりですが、実は一番難しく、スキルだけでは解決できないところです。つまり、技術的な訓練ではなく、その人の持っている感性に依存しています。

その後のステップは大きく分けて「状況把握」と「関係調整」に分かれます。状況把握のプロセスには「観る・感じる・気づく」「代弁」「整理」の三つのステップがあります。「状況把握」はＭＣダイアログと少々の知識や実際の経験があれば、医療者以外でも誰でもできます。関係調整のプロセスにも「ニーズの共有」「選択肢の検討」「決定と行動」の三つのステップがあります。「関係調整」は実際に事態を動かしていく作業なのでより高度な判断と思考力が求められます。その思考とは仮説思考です。この「関係調整」はそれなりのエネルギーと覚悟が必要になってきます。同じ医療コーディネーターでも得意不得意が明確に分かれますし、向き不向きもあります。自分のできる範囲を見極め、できない場合は得意な人にお願いすることも大切です。

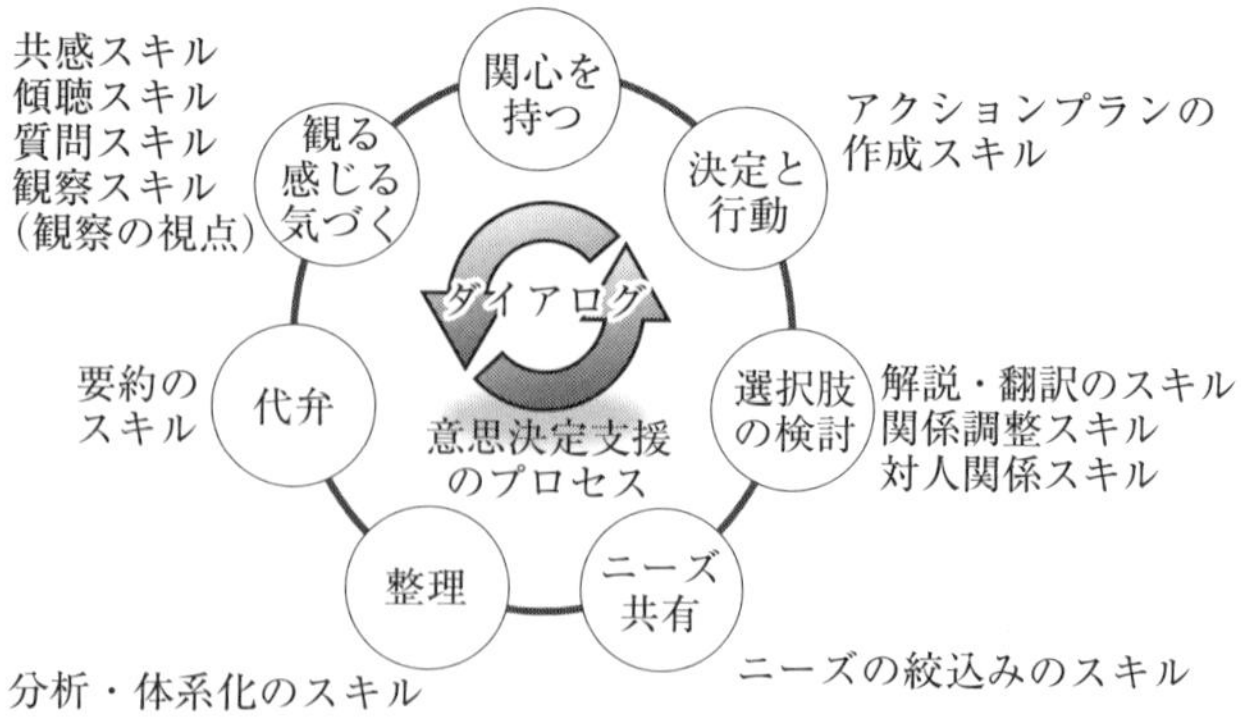

図５　コーディネーション・プロセスに必要なスキル

それぞれのステップで必要なスキルはたくさんありますが、一番大切なのはくどいようですが、ＭＣダイアログです。ダイアログだけでも十分と言っても過言ではありません。使い慣れないスキルを無理して使うよりは、自分の意見を保留して、相手の言葉の背景を聴きながら、探求する姿勢で相手に向き合うことのほうが、コーディネーション・プロセスは順調に進みます。コーディネーション・プロセスが順調に進むと、患者は自分が何を希望していたのか、何がわからなかったのか、自分の周りにどんな支援者がいるのか、誰の協力を得れば事態は解決するのか、などが整理されます。また、自分でも気づいていなかった気持ちや芽生えてきた新しい価値に気づいていくこともあります。医療コーディネーターが黒子に徹し、患者のペースを見守っていると、患者・家族は「決めなければならない」という切迫した状態から解放されて、自分自身を取り戻し、自動的に次のステップに進み、最後は自分で「決める」ことができるような気がしています。それが意思決定支援のプロセスです。医療コーディネーション講座では、実際のコーディネーション事例を使ってプロセスをたどり、仮説思考を学んでいきます。

〈コーディネーションの始まり〉

□　関心を持つ

・人として向き合う

・自分に何ができるか、という観点から向き合う

〈状況把握〉

□観る、感じる、気づく

・患者とダイアログをして、次の要素を把握する

内面的要素（価値観、考え方、行動パターン）
医療的要素（治療経過、状況・状態把握）
生活環境の要素（経済的、家族の状況、生活の習慣・状態）

□代弁
・患者の気持ちや言いたいことを言葉にして代弁する

□整理
・聴いた内容を解説し、客観的に整理する
事実（誰の発言か、データは何か）
推測、仮説
思い、希望（本人の希望、家族の希望など）

〈関係調整〉
□ニーズの共有
・患者の概要、状況、ニーズを関連づけて整理し、どのようなニーズがあるかを明確にする

□選択肢の検討

・選択肢の解説（医師の治療法の翻訳）

・ニーズに基づいた選択肢を検討する

　本人の興味、身体状況、リスクなどを考慮して選択肢を検討

　事例の紹介

・選択肢に関する医師への相談のアドバイス

□（意思）決定と行動

・選択肢の優先順位を決める

・実行の手順を決める（誰が何をするのかの役割を決める）

・行動する

●仮説思考

コーディネーション・プロセスの中には関係調整があります。そこには「ニーズの共有」「選択肢の検討」「決定と行動」が含まれますが、ここで重要なのが「仮説思考」です。関係調整を行っていくと、事態が実際に動きます。失敗が許されないで場面です。最もベストなパターンから、最悪のパターンまですべてのシナリオを用意し、患者と共有しておきます。関係調整の始まりは患者のニーズを確認するところからです。それはダイアログの結果出てきたニーズです。そのニーズの実現可能性を評価し、関わる人を洗い出し、誰にどの程度何を伝えていくか、どのタイミングで行うか、すべてのシナリオを用意するのです。すべてが想定内になるように。関係調整では最悪のシナリオがあるということも想定内。それを患者と共有しておくことが大切です。それができて初めて、患者は選択肢を選び、どのように行動するのかを決めることができるのです。

「仮説思考」は、四段階あり、一段階目は「患者の概要・治療の経緯」、「現在の状況」、「ニーズ・課題」、「患者を取り巻く関係者や環境」といった事実や出来事の確認。これは仮説を立てる基礎データになります。第二段階は基礎データにある要素の関係性を見つけます。特に医療コーディネーションに使う仮説思考は、一つの要素が変化すると別の要素も変化することを前提にします。病状の進行、闘病期間など、時間経過を含め、さまざまな要素の関係性とその変化の過程を考えます。例えば、いくつかの治療法があり、一つは外来通院で可能であるが、もう一つは入院治療が必要になる。病状が安定していれば外来通院が可能であるが、病状が不安定であったり、付添いがいない場合は入院治療のほうがよい、といったように、病状、身体状況、生活状態、仕事、家族関係、経済状態など、変化し得る複数の要素のどの影響を考えないといけないのかを整理します。第三段階は、調整事項の検討です。つまり、どの関係性を調整すれば、どのような結果になるのかのシナリオを作っていくのです。調整事項を考える軸も三つです。①患者のありたい姿、希望、重きを置いている事柄から派生する調整事項、②医療としてできること、できないことから派生する調整事項、③上記の二つの観点以外で、患者が重視していることから派生する調整事項があります。解決へ向けて優先すべき調整事項を、調整の対象となる関係者ごとに整理・記述します。

これによって最良のパターンから最悪のパターンまでのシナリオができあがります。

シナリオを作っていくときには、ビジネスマンが仮説思考を行うときのフレームを転用しています。患者に「So What?（それはなんですか?）True?（本当にそうですか?）」を問いかけるのです。それによって、患者は自分が取り得る選択肢に新たな意味を発見したり、新たな価値に気づいたりすることもできます。例えば、「特に重視しているところは何ですか?」「○○治療をお望みになった場合、それにはどのような意味があるのでしょうか?」「主治医を変えることは本当に意味があるでしょうか?」といったように、調整事項の意味を十分に吟味していくのです。第四段階はシナリオを検討し、患者の価値基準で選択肢（シナリオ）を選び出します。どのシナリオを選択すると、何が起こるのかをイメージできるように、自分の身に起こる近未来をみせるように患者にプレゼンテーションしていきます。患者のこれまでの人生、ストーリーを尊重しながら、今回行われる意思決定によりもたらされる未来をイメージしてもらうのです。そして、意思決定事項に沿って、患者の行動、関係者（家族、医療コーディネーターなど）の役割・行動を検討し、行動の内容を明確にし、シナリオ通りに行動していくことになります。医療コーディネーションにおける関係調整の難しさは、患者の状態をきちんとトリアージできるかということです。つまり意思決定支援、合意形成にどのくらいの時間をかけられる状況なのかを知ったうえで、逆算して支援していくのです。当然のことながら、意思決定支援の前には、医師の診断、提案を確認することが重要です。医師と患者をつなぐのに、医療コーディネーターが時間の足かせになることは、あってはならないことだからです。

❸ 意思力

前項をお読みいただいた方はおわかりだと思いますが、医療コーディネーターで一番大切なのは、意思力（MCマインド）です。患者の希望の実現を支援することに自分の価値を見いだす、それは意思力にほかなりません。職業観とか役割意識のような与えられたものではないのです。ましてや自分が誰かに認められるために行うというのは問題外です。医療コーディネーション講座の受講生は、受講中にさまざまな自分自身の葛藤に向き合うことになります。「病院という組織の中ではコーディネーションはできない」「周りの理解がない」「一歩踏み出す勇気がない」などです。それを乗り越えていくのは自分自身。そこに意思力が必要になります。ＭＣマインドを知りたくなったら、前項「医療コーディネーターが魅せる世界」（一三八頁）を読み直してみてください。

医療コーディネーターを支える

医療コーディネーション講座は、同志が集まる場としても意味があります。医療コーディネーターとなってからの活動に一番必要とされるのは、仲間同士の検証（ピアレビュー）あるいはスーパーバイズです。なぜならコーディネーションには正解がないからです。担当した相談が消化不良になるような案件も出てきます。そんなときは自分のかかわりを振り返り、他者のアドバイスに救われることもあります。日本医療コーディネーター協会の役割には、振り返りの場を提供することがあります。どんなに経験を積んだコーディネーターでもスーパーバイズを受ける必要があります。嵯峨崎はよく「ゼロにリセットする」という表現を使いますが、一事例一事例、ゼロから始めるということです。経験を積めば、質問もうまくなり、相手の気持ちを引き出すことも早くなります。しかし「上達」と同時に、ゼロに戻す力も備えていないと暴走をしていくことにもなりかねません。医療コーディネーターとしての謙虚さをもち続けることは、スーパーバイズなどを受けることによって維持できます。

前出のケースでも依頼者の患者の姉は卵巣がん末期の妹に対して、何かしてあげたいという想いがいっぱいで相談にきました。その方は妹の体力が回復したら二度目のオペをすべきと言っていましたが、妹自身は一回目のオペ直後であり、抗がん剤で体力を失っています。当然姉の思う通りにはいきません。姉は私に再三「なぜ何もしてくれないのか」と訴えてきました。妹さんが亡くなり、二年くらい経った後でしょうか、ようやく状況を受け入れられたのか、元気な顔を見せてくれました。コーディネーションは迷いの連続でもあります。次の一手をいつどのように打つか、最悪のシナリオも想定しながら、それを説明しながらの綱渡りでもあります。そして何にもまして失敗は許されないという状況にあります。逃げ場はありません。仲間のスーパーバイズを受けながら自分のかかわりを振り返りながら、慎重に進めていくのです。日本医療コーディネーター協会は、スーパーバイザーの役割の重要性を考え、二〇一三年から登録制にしてスーパーバイザー機能を強化することを始めたところです。

パーソナルブランドとしての医療コーディネーターを目指して……

医療コーディネーターの活動形態は多様であっていいのです。自分の医療コーディネーター像を創り、活動できる場所を作ること、医療コーディネーターを目指す人には、その力が問われます。協会が差し上げる認定医療コーディネーターという名称は、「患者・家族の希望を聞き、その希望を叶える方策を一緒に考えてくれる人の証」です。その証をどのように使うのか、自分はどのような医療コーディネーターになりたいのか、自分の強みは何か、逆に弱みは何か、どのような価値を提供できるのか、医療コーディネーターになって何を実現したいのか、医療コーディネーターを目指す人がぶつかる壁でもあります。この壁を乗り越えられるかどうかは、医療コーディネーターという称号を自分の価値にしていけるかどうかにかかっています。

医療コーディネーターは患者・家族の意思決定支援のプロであり、患者・家族の希望の受け皿です。今の医療介護の現場には、受け皿がないまま、溝に落ちてしまう人が多くいます。患者の希望と家族の希望のギャップ、患者の希望と医療介護機関のサービスのギャップがあるからです。協会は、さまざまなレベルの医療コーディネーターが協力して動くことで、その溝に落ちることなく医療介護サービスを受けることができるようになると考えています。嵯峨崎泰子のように、一人で医療コーディネーションを完結できる人は多くはいません。七〇名の認定医療コーディネーターがいて、一人で患者の相談を受け、患者の満足のいくコーディネーションを行える人は一割ほどです。しかし誰もが一人で患者のコーディネーションができることを目指しているわけではありません。その一割が特に素晴らしいわけではありません。医療コーディネーターとして同じマインドをもっていることに価値があるのです。実際に、医療コーディネーターとしての活動は多様です。今までの職場で今までの職位で自分のできることを行う人、施設内の相談員のポジションに代わる人、訪問看護ステーションで付加価値として医療コーディネーターの名称を使う人、相談支援は行わないけれど医療コーディネーターマインドを持っていることの証明に使う人などさまざまです。皆さん、独自のブランド力をそれぞれの形で発揮しています。「自分の強みを知っている」、実はそれが医療コーディネーターのパーソナルブランドとしての根幹です。自分自身の行える支援の幅を知り、自分の支援にはどんな価値があるのか、ということを意識していることが非常に大切なことなのです。

確かに、一人で医療コーディネーションを行える人は、医療コーディネーションを行うために必要な人的、物的、経済的環境を自前で整えることができています。例えば、自前のスーパーバイザーを持っている、パートナードクターを持っている、マネジメント力が優れているといった特性があります。しかし、それらは、もともと兼ね備えていたのではなく、自分が医療コーディネーションを行うにあたり、自分に必要なことをそろえてきたのです。認定を受ければ医療コーディネーターになれるほど簡単ではありません。大事なことは医療コーディネーターとしてどのような価値を実現できるのか、自分自身の強みを知り、実力を知り、方法を考えること、そしてその価値を知ることです。嵯峨崎泰子のように一人で完結できることも、病院内で制限のある中で医療コーディネーションにチャレンジすることも、医療コーディネーターの活動はどれも等しくすばらしいものだと考えています。

日本医療コーディネーター協会のこれから

日本医療コーディネーター協会には、今の病院にはない「自由」があり、「創意工夫」があり、「チャレンジ」があります。一対一で患者や家族と向き合い、「生きる目的」を共有し、過剰でも過小でもなく、「最適医療・ケア」を目指して関わっていくことが医療コーディネーターの原風景です。このようなことは、現在の医療機関ではやりにくくなっています。入院期間が短くなり、スタッフも限られた中、一対一で患者と向き合うことも、患者・家族の希望を聴くことも、患者・家族が「最適な医療・ケア」「生きる目的」にたどり着くプロセスに深くかかわることがリスクになりかねないからです。

本協会の目的は「患者と医療者の間に生じるさまざまなギャップを埋める」こと。協会に集まってくる仲間たちは、それぞれの臨床現場で患者と医療者の間の「ギャップ」に悩み、苦しんできた、あるいは、悩み苦しむ患者や医療者を目にしてきた人たちです。「患者と医療者の間に生じるさまざまなギャップを埋めたい」と思っており、また「埋められる」と思って協会にやってきます。今や、患者と医療者の間に「ギャップ」があるという認識は社会の中で共有されています。誰もが、複数の医療機関、複数の医療者と関わるなかで何度も行き違いを体験するようになったからです。「医師の説明がわからなかった」「どうしてあちこちの病院に行かなければならないのか」「全体を診てくれる医師がいない」「退院する患者を引き受けてくれる地域の医療機関がない」「どこにつなげばいいのかわからない」といった患者、家族、医療者にさまざまな不満や不安が出てきています。複数の医師、複数の病院が連携することに、医療者も患者も家族も慣れていません。

そこで出てきているのは、「コミュニケーション」「つなぎ役」への期待です。患者、家族の不安に耳を傾け、コミュニケーションを良好にして、患者・家族と医療者の信頼関係を取り戻していくための仕組みがあちこちにできてきました。病院の内外に相談窓口を設けてみたり、退院調整、地域連携の担当者を配置するなど「ギャップ」を埋める人を作り、患者・医療者にコミュニケーションの講義をして、お互いを知るところから始めています。「ギャップ」を埋めるには、何が必要か、どんなつなぎ役がいいのかはこれからも社会の中で考え続けていかなければならない問題です。

協会は、これまで医療コーディネーターの個々の想いで目の前の患者たちに向き合い、課題を乗り越えてきました。その取り組みから言えることは、「つなぐ」こと、「ギャップを埋める」ことは「簡単ではない」ということです。もちろん「ギャップ」の程度によっては簡単な情報提供で埋まることもあります。一方で患者や家族が状況を冷静に正しく理解するまで「時間をかけて」「丁寧に」「対話」をする、時には生きる目的を見失った人が「新たな価値」に気づくまで寄り添っていくこともあります。

その場合、そこに費やすエネルギーと時間は膨大です。その現実を体験したからこそ言える医療コーディネーターの言葉には説得力があるのではないでしょうか。これからますます深刻になることが予想される「患者と医療者のギャップ」を誰がどのように埋めていくのか、埋められるのか、それとも埋めなくていいのか……。

今、協会が目指しているところは、「制度」が提供する医療コーディネーターという固定化した仕事の確立ではありません。患者と新しい価値を探し、尊厳ある生を支え合うことに喜びを感じる「私」の証明、つまり、パーソナルブランドとしての医療コーディネーターを根づかせていきたい、そんな風に考えています。「この人に会えてよかった」と患者・家族が思える、それが私たちの目指す医療コーディネーター像です。

医療コーディネーション講座のご紹介―患者と医療者の架け橋になるために…

医療コーディネーションは単に傾聴、共感といったスキルがあればできるものではありません。そのプロセスは自分自身や他者との関係を探究する複雑で労力を伴う支援です。それは対話を通じて、新しい自分を発見し、新しい価値に気づき、他者と共有するという創造的な過程でもあります。そこには、人と深く向き合うからこそ感じられるやりがいがあるのも事実です。日本医療コーディネーター協会では、この講座を通じて、〝意思決定支援のスペシャリスト〟の仲間をみつけ、その仲間同士が情報交換、相互交流をして研鑽しながら、患者・家族と深く向き合い続けることができるような場を提供していきたいと思います。

■日程：毎年七～十一月（各月一回、連続した土日）に開催

■場所：東京都内
■受講資格：受講に関しては資格・経験は問いませんが、登録・資格認定に一定条件があります。
・全過程修了後「医療コーディネーション講座修了証」を授与します。
・「認定医療コーディネーター」の資格認定には別途手続きが必要です。
■講師：嵯峨﨑泰子、水木麻衣子ほか、医師、看護師等。
■講座内容例（二〇一四年度）：内容は年ごとに異なります。
医療コーディネーション概論、医療倫理、コーチング、医療介護政策、コーディネーション事例紹介、疫学・遺伝子検査等最新医学情報、関係調整、ワークショップ……など
■フォローアップ：合同勉強会・集会、各種講座、地域会、サロンなどでスキルアップ、他のMC仲間との交流が図れるような場を設けています。
■資格更新：有効期間二年間。更新には認定研修プログラムに要参加。
※右記につきましては変更する場合があることをご了承ください。

※詳細は協会ホームページをご覧ください（http://www.jpmca.net/）。

■問合せ先
〒一三三-〇〇五六　東京都江戸川区南小岩七-一四-一〇
一般社団法人日本医療コーディネーター協会事務局
FAX: 03-5621-8611　e-mail: info@jpmca.net

あとがき

本書の依頼を受けてから六年が経とうとしています。どんなに書きたいと思っていても、実際にどんなにがんばって書いてみても、がんばった割にはうまく書けない私に、編集者の角田優子さんはあきらめずに付き合ってくださいました。もともと医療コーディネーターに興味を持ち依頼をくださった角田さん。角田さんは協会の誰よりも医療コーディネーターの姿を世間に伝えることに使命感を持っておられたように思います。「冬眠」「塩漬け」「凍結」、何度もやってくる作業中断期を見守り、私が書き上げるのをひたすら待ってくださいました。角田さんに心からお礼を申し上げます。

また、ご主人を亡くされてまもない頃にもかかわらず、私との共著を嫌がらずにお引き受けいただいた金子稚子さん。本企画が再始動となったとき、最初に執筆に着手してくださったのは金子さんでした。もちろん、書き上げたのも一番のりでした……。

金子さんにも心からお礼申し上げます。

そして改めて、日本医療コーディネーター協会の仲間や患者さん、私をどんなときも支えてくれる大切な両親に心をこめてお礼申し上げます。

これからも、日本医療コーディネーター協会の理念を胸に、患者さんの身近な支援者で居続けたいと思います。

水木麻衣子